Gesunde Gewürze

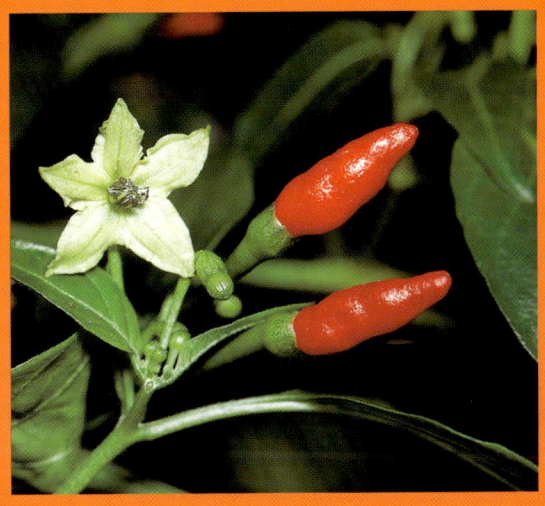

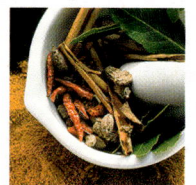

Inhalt

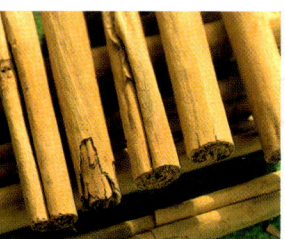

Zimtrinde

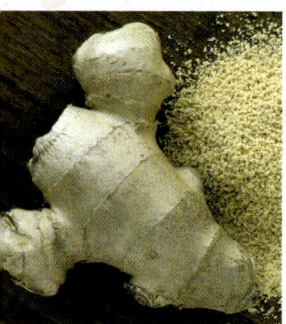

Ingwer

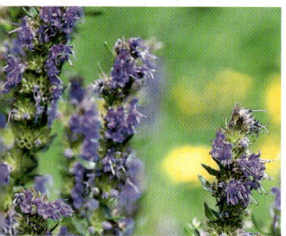

Ysop

6	Muskatnuss und Muskatblüte
10	Vanilleschoten
14	Safran
18	Gewürznelken
21	Piment
24	Kardamom
28	Zimtrinde
32	Pfeffer
35	Asant
39	Ingwer
43	Koriander
47	Kapern
51	Zitrusfrüchte
55	Rosinen, Zibeben, Sultaninen, Korinthen
58	Paprika
62	Die scharfen Verwandten des Paprika
66	Senf
70	Curry
74	Rosmarin
78	Lorbeerblätter
82	Melisse
85	Pfefferminze
88	Thymian und Quendel
92	Beifuß und Wermut
96	Portulak, Weinraute und Ysop

3

100 Basilikum

104 Bohnenkraut

108 Petersilie

111 Kresse

115 Salbei

119 Majoran, Oregano und Dost

123 Estragon

127 Borretsch

131 Liebstöckel

135 Gartenkerbel

139 Dill

143 Junge Würzkräuter aus der freien Natur

147 Gewürz- und Gemüsefenchel

150 Anis

153 Kümmel

156 Wacholderbeeren

160 Wildfrüchte

165 Sellerie

168 Zwiebel und Co.

173 Knoblauch und Bärlauch

177 Meerrettich, Rettich und Radieschen

180 Pilze als besondere Würze

184 Stichwortregister

186 Einige Gewürze und ihre Wirkungen

192 Impressum

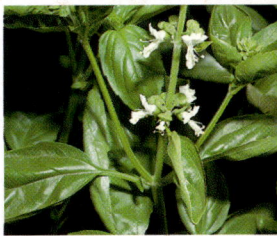

Basilikum

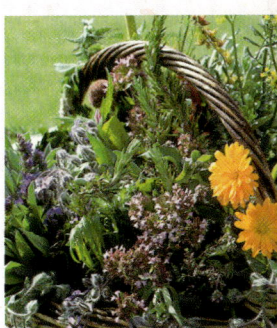

Kräuter in freier Natur

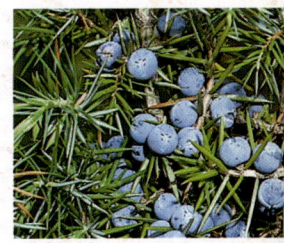

Wacholder

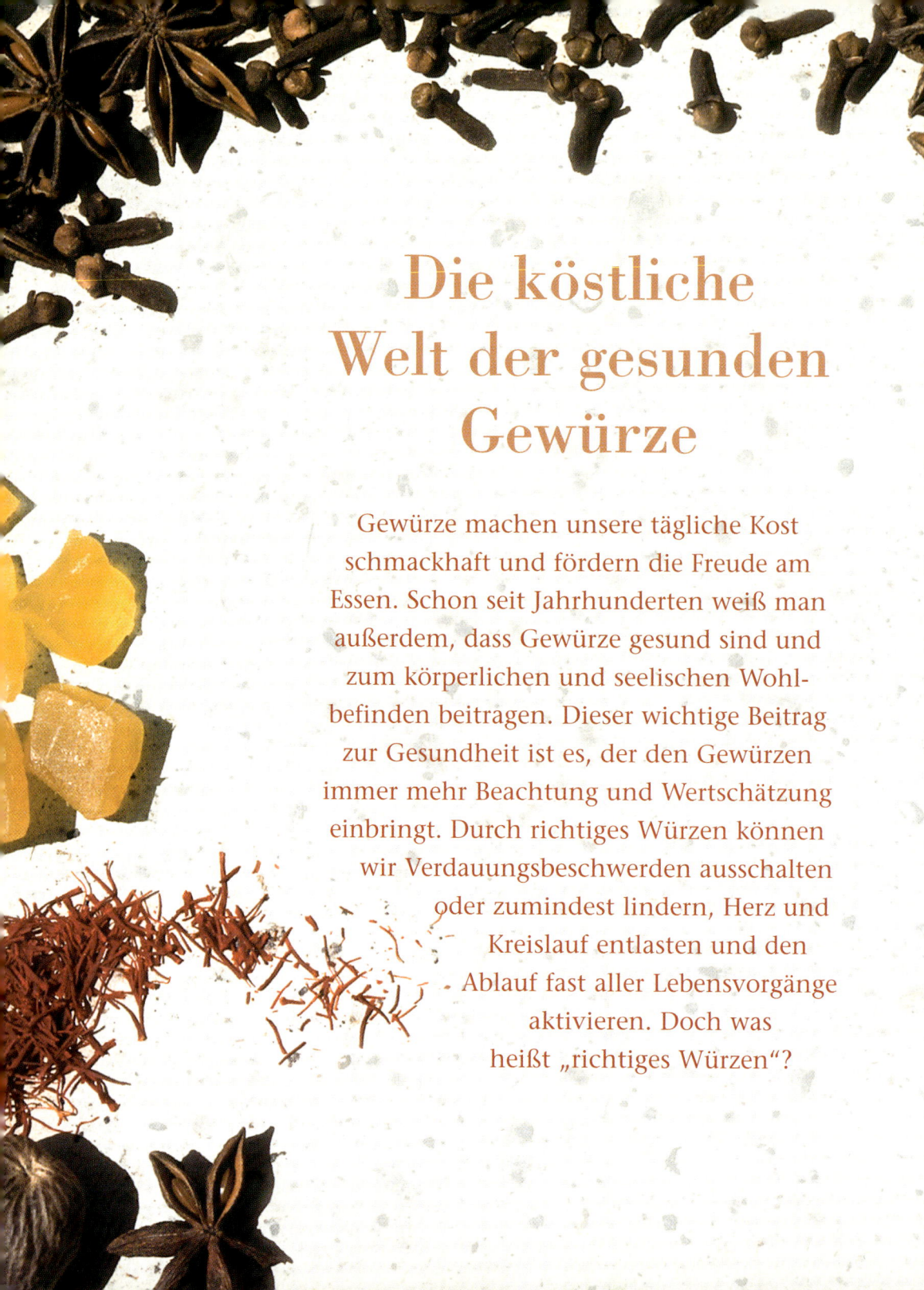

Die köstliche Welt der gesunden Gewürze

Gewürze machen unsere tägliche Kost schmackhaft und fördern die Freude am Essen. Schon seit Jahrhunderten weiß man außerdem, dass Gewürze gesund sind und zum körperlichen und seelischen Wohlbefinden beitragen. Dieser wichtige Beitrag zur Gesundheit ist es, der den Gewürzen immer mehr Beachtung und Wertschätzung einbringt. Durch richtiges Würzen können wir Verdauungsbeschwerden ausschalten oder zumindest lindern, Herz und Kreislauf entlasten und den Ablauf fast aller Lebensvorgänge aktivieren. Doch was heißt „richtiges Würzen"?

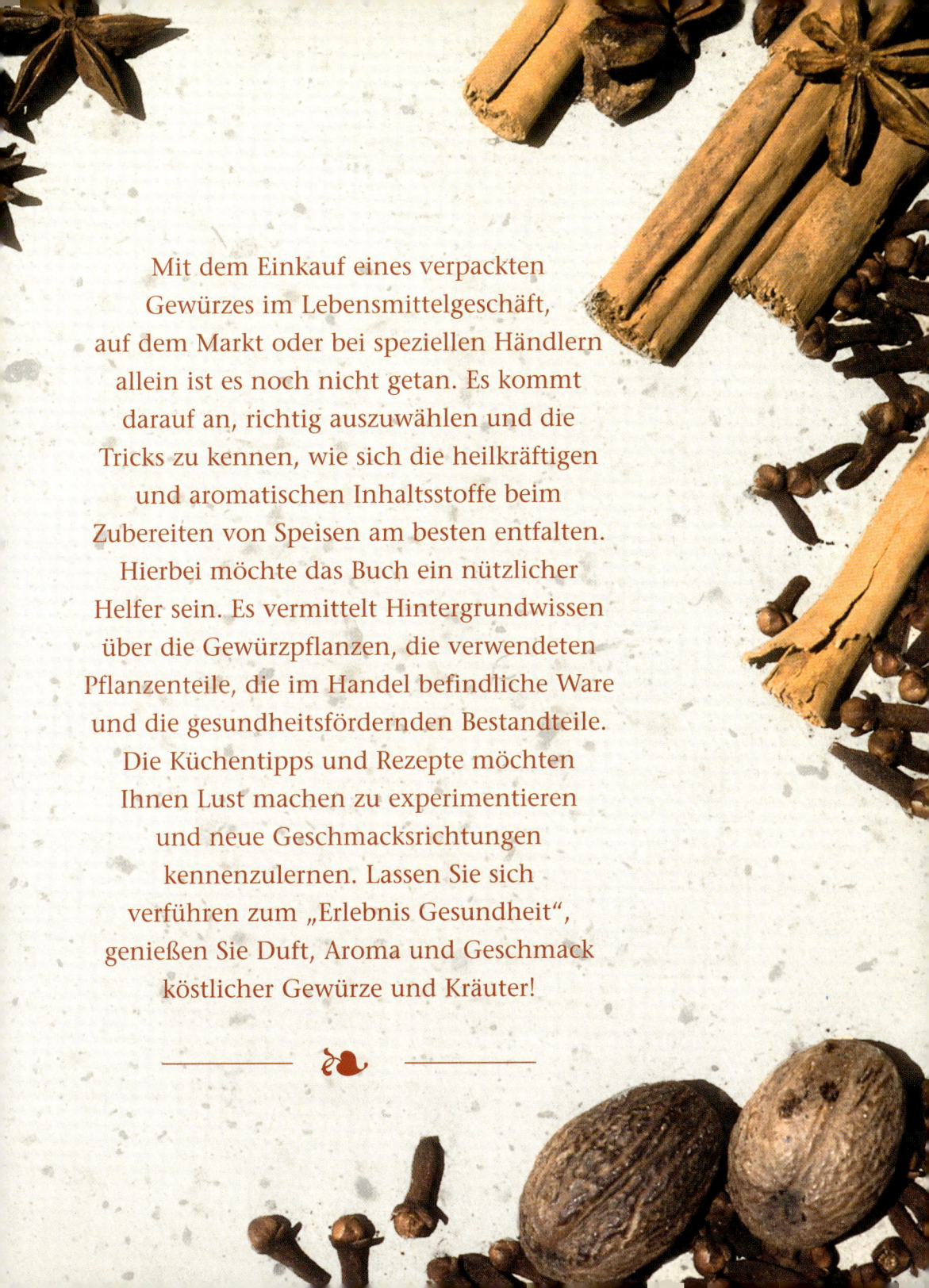

Mit dem Einkauf eines verpackten
Gewürzes im Lebensmittelgeschäft,
auf dem Markt oder bei speziellen Händlern
allein ist es noch nicht getan. Es kommt
darauf an, richtig auszuwählen und die
Tricks zu kennen, wie sich die heilkräftigen
und aromatischen Inhaltsstoffe beim
Zubereiten von Speisen am besten entfalten.
Hierbei möchte das Buch ein nützlicher
Helfer sein. Es vermittelt Hintergrundwissen
über die Gewürzpflanzen, die verwendeten
Pflanzenteile, die im Handel befindliche Ware
und die gesundheitsfördernden Bestandteile.
Die Küchentipps und Rezepte möchten
Ihnen Lust machen zu experimentieren
und neue Geschmacksrichtungen
kennenzulernen. Lassen Sie sich
verführen zum „Erlebnis Gesundheit",
genießen Sie Duft, Aroma und Geschmack
köstlicher Gewürze und Kräuter!

Muskatnuss und Muskatblüte

Muskat ist ein Gewürz
für Liebhaber!
Richtig dosiert ist es ein
echter Zungenschmeichler
und liefert köstliche
Überraschungen für den
Gaumen.

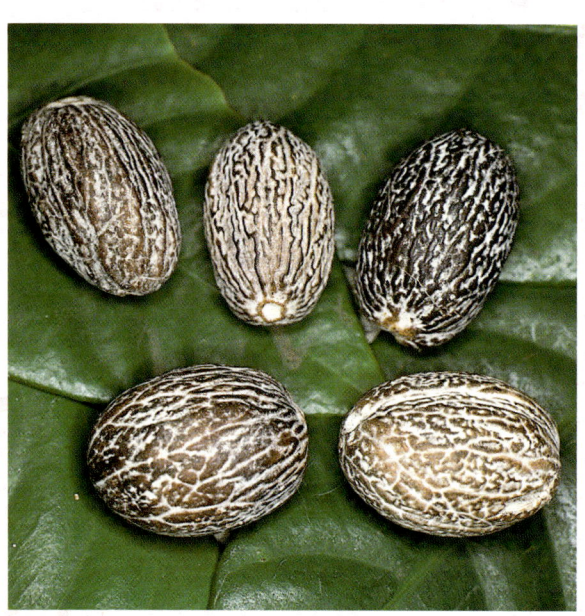

Muskatnuss

Wo und wie wächst Muskat?

Welche Pflanzenteile werden verwendet?

Die Pflanze, die uns das Muskatgewürz liefert, ist ursprünglich auf den ostindischen Molukken, den sogenannten Gewürzinseln, zu Hause. Heute wird der immergrüne, dicht belaubte Baum oder Strauch in Malaysia, Indonesien, Sri Lanka, Westindien und anderen tropischen Gebieten kultiviert. Aus den Blüten, die einen an Maiglöckchen erinnernden Duft verströmen, entwickeln sich Früchte, die sich mit glattschaligen Pfirsichen vergleichen lassen. Die reifen Früchte platzen auf, bleiben aber am Baum hängen. Man erkennt dann im Innern einen leuchtend roten, fleischigen Samenmantel, der den Samen becherförmig um-

schließt. Dieser Samenmantel wird in Handarbeit sorgfältig vom Samen gelöst. Man streicht ihn glatt und
trocknet ihn an der Sonne. Dabei verfärbt sich das Rot
in ein Goldgelb bis Gelb und liefert das Gewürz das bei
uns als „Muskatblüte" im Handel ist – obwohl es sich
botanisch nicht um eine Blüte handelt. Auch die „Muskatnuss" ist keine Nuss, sondern der getrocknete
Samenkern der Muskatpflanze. Ostindische Muskatnüsse werden zumeist weiß gekalkt – die Kalkschicht
soll vor Insektenbefall schützen.

Einkaufstipps

Wer Muskat einkauft, sollte ganze „Nüsse" wählen.
Gepulverte Muskatnuss kann leicht versteckte Verfälschungen enthalten und verliert sehr schnell an
Aroma. Muskatnüsse haben einen hohen Fettgehalt,
deshalb wird gepulverte Ware schnell ranzig. Für die
ganzen Nüsse empfiehlt sich die Anschaffung einer
Muskatreibe, die Muskatblüte (auch Macis genannt)
kann in einer Muskatmühle zerkleinert werden.

Wie schmeckt Muskat?

Muskatnuss schmeckt brennend-würzig-bitter und duftet angenehm. Muskatblüte ist weniger scharf und gilt
als „vornehmer" und edler.

Was ist drin im Muskat?

Welche Wirkungen sind zu erwarten?

Muskatnüsse enthalten fettes Öl, ätherisches Öl, Stärke, Zucker, Pektine und pflanzliche Farbstoffe. Dem ätherischen Öl sagt man in hoher Dosierung eine giftige und halluzinogene, also bewusstseinsverändernde Wirkung nach. Doch keine Sorge, als Gewürz in rechter Dosierung darf man das übersehen. Alle, die Muskat als Rauschdroge versucht haben, sind „gehcilt". Denn die erforderliche Menge (mindestens eine halbe bis eine ganze geraspelte Muskatnuss) erzeugt einen derartigen Widerwillen gegenüber Muskat, dass ein zweiter Versuch unmöglich wird.

Die in Muskat enthaltenen Stoffe fördern die Verdauung, indem sie die Verdauungsdrüsen und den Gallefluss anregen. Die der Muskatwürze nachgesagte Wirkung als Aphrodisiakum dürfte dagegen sehr zweifelhaft sein, auch wenn sich eine überlieferte Geschichte von Sibylle von Neitschütz, der Geliebten Augusts des Starken, nett anhört: Angeblich ließ die Frau eine Muskatnuss dreimal ihren Körper passieren, um sie dann gemahlen einem Liebestrank für ihren August beizumischen.

Tipps für die Küche

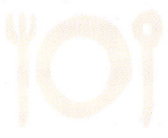

Richtig dosiert, sind Muskatnuss und Muskatblüte geradezu das „I-Tüpfelchen" vieler Speisen. Muskat passt zu Kartoffelgerichten, Gemüse, Eintöpfen, Fisch, Wild oder auch zu Käse. Gebundene Suppen aus Blumenkohl, Spargel oder anderen Gemüsesorten lassen

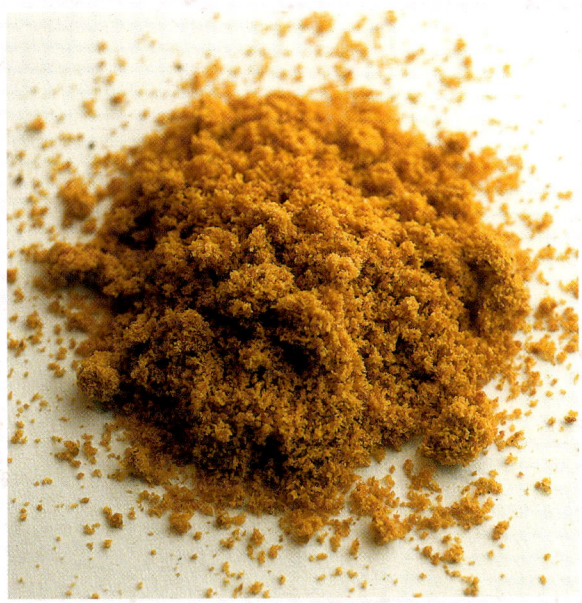

Muskatblüte

sich durch Muskat von Durchschnitts- zu Fein-
schmeckersuppen verzaubern. Um die Würzkraft von
Muskat zu ergründen, eignet sich folgendes Experiment: Eine kräftige Fleischbrühe wird, solange sie noch
kochendheiß ist, mit einer kleinen Menge frisch geriebener Muskatnuss oder frisch gemahlener Macis versetzt. Nach etwa fünf Minuten wird probiert. Erscheint
die Menge zu gering, wird weiter gewürzt, bis die
geschmackliche Obergrenze erreicht ist. Auf diese
Weise lässt sich die Menge ermitteln, die dem eigenen
Geschmack entspricht und schmeichelt.

Vanille

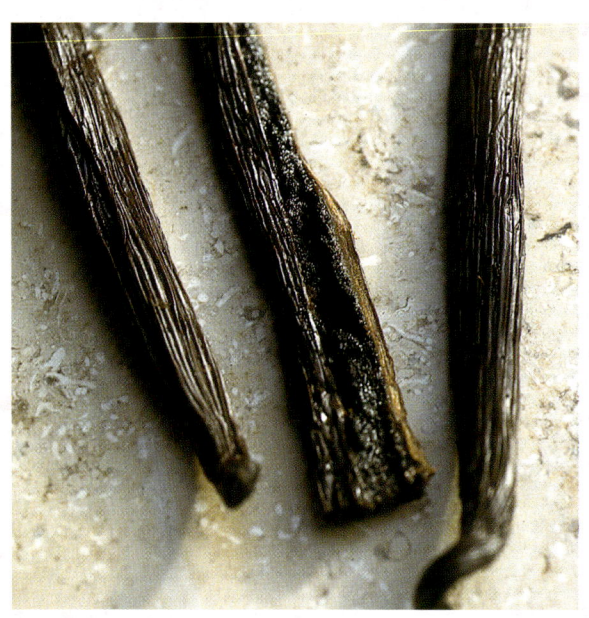

Vanille

Vanille ist verführerisch und köstlich! Der Wohlgeschmack der Vanille beschert so viel Freude, dass man allein deshalb diesem Gewürz schon eine Wirkung als Heilmittel nachsagen kann.
Alles in den Schatten stellt die Verbindung von Vanille mit Kakao oder Schokolade! Vanille und Kakao waren es auch, die als braunes Getränk in goldenen Schalen bei den Azteken angeboten wurden und die die spanischen Eroberer Mittel- und Südamerikas geradezu faszinierten.
Bei den Azteken hatte die Vanille den unaussprechlichen Namen Tlilxochitl. Der Name „Vanille" entstand aus dem spanischen Wort für Schote, nämlich „vaine", und dessen Verkleinerungsform „vainilla".

Wo und wie wächst Vanille?

Welche Pflanzenteile werden verwendet?

Die Heimat der Vanille liegt in Mexiko. Doch die Holländer „verpflanzten" sie nach Java, die Franzosen nach Madagaskar, auf die Seychellen und in andere tropische Gebiete. Allerdings erlebten die Gewürzbauern zunächst eine Überraschung: Die Pflanzen gediehen und blühten – aber die begehrten Früchte blieben aus! In der Fremde fehlten nämlich die Kolibris und die langrüsseligen Insekten, die in Mexiko die Befruchtung besorgten. Erst als man die Blüten künstlich bestäubte, entwickelten sich auch in anderen Ländern die gewünschten Früchte.

Die langgestreckten, schwarzbraunen und biegsamen Früchte liefern nämlich das, was wir als „Vanilleschoten" einkaufen. Im Innern der Frucht liegen zahlreiche, rundliche, schwarzbraune, glänzende Samen in einem schwarzen, wohlriechenden Fruchtmus.
Für die Aufarbeitung der marktüblichen Vanille werden die Früchte allerdings noch grün, also unreif, geerntet. Sie sind zu diesem Zeitpunkt noch geruchlos. Nach der Ernte (per Hand!) werden die Früchte für wenige Sekunden in heißes Wasser getaucht, dann müssen sie einen Tag lang in Tonnen lagern und „schwitzen". Bei diesem Vorgang setzt eine Fermentierung ein, also eine gewünschte enzymatische Umwandlung von Inhaltsstoffen.

Nach einem Tag haben die Früchte schon eine schwarzbraune Farbe und werden zum Trocknen zunächst in die Sonne gelegt, später auf Darren im Schatten weitergetrocknet. Es dauert etwa zwei Monate, bis der Fermentierungsprozess abgeschlossen ist.

Die Früchte sind nun handelsreif und haben einen starken, aber nicht aufdringlichen Geruch. Sie werden für den Verkauf gebündelt, besonders edle Früchte werden einzeln in Glasröhrchen verpackt.

Einkaufstipps

Neben den Vanillefrüchten (umgangssprachlich Vanilleschoten) ist auch Vanillezucker im Handel. Hier muss man sehr darauf achten, auch wirklich ein mit Naturvanille versetztes Produkt zu kaufen, denn es wird auch Vanillinzucker mit künstlichem Vanillearoma angeboten. Echter Vanillezucker muss mindestens 5 % Naturvanille enthalten.

Wie schmeckt Vanille?

Geruch und Geschmack der Vanille lassen sich als edel und zart, unaufdringlich und zugleich intensiv würzig beschreiben. Beim Stichwort Vanille fallen uns Süßspeisen verschiedener Art ein: Vanille-Eis, Vanille-Soße, Vanille-Kipferl, Kuchen, Liköre, eingemachte Früchte und aromatisierter Tee. Sogar Tabak und Kaffee sind gelegentlich mit Vanilleduft gewürzt.

Was ist drin in Vanille?

Welche Wirkungen sind zu erwarten?

Vanille enthält Duft- und Aromastoffe. Der wichtigste Inhaltsstoff ist das Vanillin, das bei der Fermentation entsteht. Gleichzeitig entstehen bei diesem Prozess noch etwas 35 weitere Duft- und Aromastoffe, sodass sich der Duft der Vanillefrucht deutlich vom reinen, synthetisch hergestellten Vanillin unterscheiden lässt.

Gesund ist Vanille allein schon deshalb, weil der Geruch und Geschmack im ganzen Körper ein Wohlgefühl entstehen lassen.

Früher galt der Duft der Vanille auch als Aphrodisiakum. Deshalb war es in zahlreichen Klöstern verboten, Vanille oder Schokolade zu essen, um die Gelübde der Mönche und Nonnen nicht zu gefährden.

Tipps für die Küche

Vor ihrer Verwendung werden die Vanilleschoten aufgeritzt, dann wird das Mark mit einem spitzen Messer herausgeschabt.

In Verbindung mit Schokolade hebt die Vanille jedes Getränk und jede Speise in ungeahnte Höhen. So schwärmte ein Koch, von dem dieses Rezept für eine **Vanille-Schokoladencreme** stammt:

100 g gewöhnliche Blockschokolade lässt man im Wasserbad schmelzen. Eine große Messerspitze Zimt und eine ganz kleine Messerspitze Nelken (beide im Mörser frisch verrieben) mischt man mit einem Viertel bis einem Drittel Teelöffel frisch geschabtem Vanillemark und gibt das Gemisch in die flüssige Schokolade. Nun wird die Schokolade aus dem Wasserbad genommen und mit sechs gehäuften Esslöffeln steif geschlagener Sahne, die vorher gesüßt wurde, vorsichtig vermischt. Man füllt in kleine Schälchen, die im Kühlschrank abkühlen und dort bis zum Servieren verbleiben.

Safran

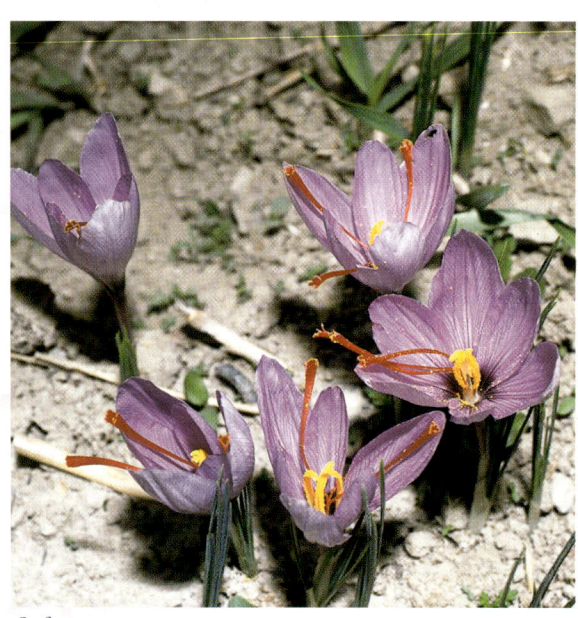

Safran

Typisch für Safran ist der intensiv gelbe Farbstoff, der sich in Wasser löst und daher allen damit gewürzten Speisen eine unnachahmliche Färbung verleiht. Zu allen Zeiten war Safran ein kostbares, teures Edelgewürz, das seine Liebhaber, aber auch seine Kritiker hatte.

Früher galt Safran als gesunde Arznei und war ein beliebter Zusatz zu Fastenspeisen und Backwaren. Heute gilt er als überzeugend gute Würze besonders für Reis-, aber auch Fisch- und Gemüsegerichte.

Wo und wie wächst Safran?

Welche Pflanzenteile werden verwendet?

Vermutlich stammt die unserem Gartenkrokus verwandte Pflanze, die den Safran liefert, ursprünglich aus Südeuropa und Südwestasien, sie wird jedoch schon seit Jahrtausenden vom Menschen kultiviert. Der heute bei uns angebotene Safran kommt fast ausschließlich aus Spanien. Aufgrund der steigenden Nachfrage exportiert Spanien inzwischen jährlich etwa 25000 Kilogramm Safran! Zur Gewinnung des Safrans erntet man zunächst die Blüten in den frühen Morgenstunden. Aus den Blüten werden die Narbenschenkel – das sind die bestäubungsfähigen oberen Teile des Fruchtknotens – zusammen mit einem möglichst kurzen Griffelstück herausgeschnitten. Dann werden die Narbenschenkel so lange getrocknet, bis sie orangerot, ziegelrot oder braunrot aussehen. Das geschieht traditionell auf Haarsieben über glimmender Holzkohle oder heißer Asche. Heute werden aber auch spezielle Trockengeräte dazu verwendet. Beim Trocknen stellt sich der typische, stark aromatische Safrangeruch ein. Getrocknete Safranfäden sind etwa 2 bis 4 cm lang, brüchig und etwas fettig anzufühlen.

Einkaufstipps

Immer zählte Safran zu den teuersten Gewürzen, deshalb wurde er zu allen Zeiten verfälscht. Im Mittelalter gab es für das Fälschen von Safran strenge Strafen, wie Tod durch Verbrennen, Abhacken von Fingern oder Händen – doch nichts schien wirklich abzuschrecken.

Auch heute noch werden zum „Strecken" von Safran Ringelblumenblüten, Färberdistel, Tagetes, Curcuma, Paprika, ja sogar gefärbtes Sägemehl verwendet. Besonders gut und unmerklich lässt sich Safranpulver fälschen.

Wer auf Nummer sicher gehen und qualitativ einwandfreie Waren einkaufen will, sollte Safran in Form von Fäden in der Apotheke erwerben. Wer sich über Preisunterschiede wundert, sollte wissen: Der Gewürzhandel unterscheidet zwischen zwei Sorten Safran. Die teuerste Sorte mit dem lateinischen Namen „Crocus electus" ist frei von Griffelresten. Die weniger teure Sorte mit dem lateinischen Namen „Crocus naturalis" kann dagegen erhebliche Mengen an Griffelresten enthalten.

Wie schmeckt Safran?

Der Geschmack von Safran lässt sich schwer einordnen. Beschrieben wird er als würzig, aromatisch, auch etwas scharf bitter, nicht süß.

Was ist drin im Safran?

Welche Wirkungen sind zu erwarten?

Im Vordergrund steht der wasserlösliche, gelbe Farbstoff, dessen große Färbekraft zu allen Zeiten beliebt war. Weiterhin enthält Safran ätherisches Öl. Der geruchsbestimmende Anteil des ätherischen Öls, das sogenannte Safranal, entsteht erst beim Trocknen. Deshalb ist der Trockenvorgang für die Qualität des Gewürzes entscheidend. Beachtenswert sind außerdem Bitterstoffe und ein wenig fettes Öl, dem jedoch keine Bedeutung zukommt.

Eine zu reichliche Verwendung von Safran (mehr als 1,5 Gramm pro Tag!) kann beim Menschen zu Vergiftungen führen! Mögliche Vergiftungsanzeichen sind Erbrechen, blutige Durchfälle, Gebärmutterblutungen, Schwindelanfälle und starke Benommenheit. Die für den Menschen tödliche Dosis wird mit 20 Gramm angegeben.

Tipps für die Küche

Safranfreunde sagen, eine Paella oder Bouillabaisse sei ohne Safran nicht vorstellbar. Auch die fernöstliche Küche greift gern zu Safran als Würze. Ganz allgemein passt Safran in Suppen und Soßen, in Gemüseeintöpfe, zu Blumenkohl, Wirsing und Spargel, zu Geflügel, Fisch, Lamm und Hammel. Besonders beliebt ist **Safranreis**, beispielsweise als Beilage zu Fleisch- und Fischgerichten. Hier ein Rezept für 4 bis 5 Personen:

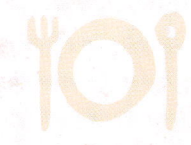

1 mittlere Zwiebel, 3 Esslöffel Olivenöl, 200 Gramm Langkornreis, 1/4 Liter trockener Weißwein, 1/4 Liter heiße Hühnerbrühe, Salz, 1/2 Teelöffel voll Safranpulver oder 10 Safranfäden, 2 Esslöffel Butter, 50 Gramm geriebener Parmesan.

So wird's gemacht: Die Zwiebel fein hacken und in einem Topf in Öl erhitzen, bis sie glasig ist. Den Reis und den Wein hinzugeben und unter Rühren etwa auf die Hälfte der Flüssigkeitsmenge einkochen. Mit Salz abschmecken und die Hühnerbrühe dazugeben. Den Safran darüberstreuen und gut umrühren. Etwa 20 Minuten garen, bis die ganze Flüssigkeit aufgesogen ist. Dann den Parmesan und die Butter untermischen, in einer vorgewärmten Schüssel servieren.

Wer noch nicht überzeugt ist, dass Safran eine gute Würze ist, sollte einmal **Hummersoße** probieren, für die Safranwürze wie geschaffen ist:

Eine fein gehackte Zwiebel wird in etwas 3 bis 4 Esslöffeln Butter goldbraun gedünstet. Als Würze je einen gestrichenen Teelöffel Safran, Koriander, Pfeffer und Ingwer erst mischen und fein zerstoßen, dann zu der gedünsteten Zwiebel geben. Jetzt 1/4 Liter Joghurt und 1/4 Liter süße Sahne hinzufügen und das Gemisch langsam unter ständigem Umrühren zu einer gebundenen Soße einkochen. Diese Soße passt nicht nur zu Hummer, sondern auch zu gekochtem Seefisch, zu Krabben oder Muscheln. Lecker dazu: Sekt und Weißbrot.

Gewürznelken

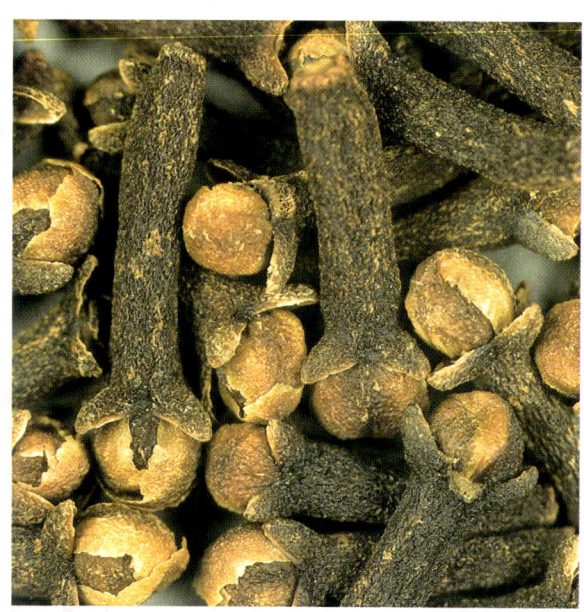

Gewürznelken

Wer mit Nelken würzen möchte, braucht Erfahrung oder eine gute Anleitung. Leicht lässt sich mit einem „Zuviel" ein ganzes Gericht verderben, während die „richtige" Menge eine Speise ideal „abrunden" und verfeinern kann.

Wo und wie wachsen Gewürznelken?

Welche Pflanzenteile werden verwendet?

Der immergrüne „Nelkenbaum", der bis zu 20 Metern hoch wird, ist im ostasiatischen Raum auf den Molukken und Philippinen zu Hause. Dort und auch in anderen Ländern, deren Klima und Bodenbeschaffenheit passen, wird der Baum kultiviert. Besonders gern wächst er in See- oder Meernähe. Nelkenlieferanten sind heutzutage neben den ostasiatischen Inseln auch Madagaskar, Sansibar, Sri Lanka und Südamerika. Ein junger Nelkenbaum wächst zunächst pyramidenförmig, im Alter spreizen sich die Zweige auseinander oder hängen nach unten. Die ovalen Blätter sind ledrig, kahl, durchscheinend punktiert und werden 5 bis 15 cm lang. Die weißen Blüten bilden Schirmrispen und besitzen einen roten Achsenbecher und Kelch. Geerntet werden die ganzen Blütenstände, sobald sie entwickelt, aber noch im Knospenzustand sind. Beim Trocknen nehmen die Knospen die bekannte braune Farbe an.

Einkaufstipps

Gewürznelken sind auch unter der Bezeichnung „Nägelein" oder „Kreidenelken" bekannt. Je nach Herkunftsland zeichnen sich die im Handel befindlichen Nelken durch unterschiedliche Braunfärbungen aus. Qualitativ gibt es jedoch keine Unterschiede.

Wie schmecken Nelken?

Nelken riechen und schmecken intensiv würzig und erfrischend – ihr Geschmack ist typisch für Glühwein, der neben Zimt hauptsächlich mit Nelken gewürzt wird. Manch einer wird beim Geruch und Geschmack von Nelken auch an eine Zahnarztbehandlung denken.

Was ist drin in Gewürznelken?

Welche Wirkungen sind zu erwarten?

Würz- und Heilkraft stecken in dem ätherischen Öl, von dem Gewürznelken einen hohen Anteil enthalten. Kerbt man eine Gewürznelke mit dem Fingernagel ein, so tritt an der Druckstelle ätherisches Öl heraus. Die Inhaltsstoffe der Gewürznelke wirken keimtötend, örtlich betäubend und leicht krampflösend. Daraus leitet sich auch die medizinische Anwendung ab: Früher

kaute man Nelken gegen üblen Mundgeruch und bei Zahnschmerzen, auch heute wird Nelkenöl noch in der Zahnheilkunde und für die Mundhygiene verwendet. Die Volksheilkunde schreibt der Gewürznelke außerdem blähungstreibende und appetitanregende Wirkungen zu. Vorsicht, in konzentrierter Form kann Nelkenöl die empfindlichen Schleimhäute reizen!

Tipps für die Küche

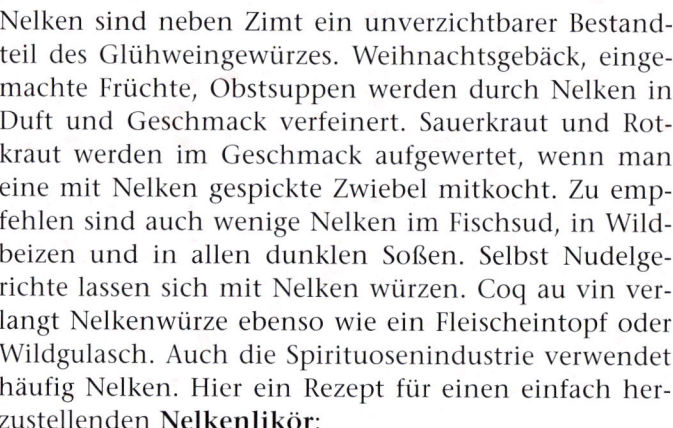

Nelken sind neben Zimt ein unverzichtbarer Bestandteil des Glühweingewürzes. Weihnachtsgebäck, eingemachte Früchte, Obstsuppen werden durch Nelken in Duft und Geschmack verfeinert. Sauerkraut und Rotkraut werden im Geschmack aufgewertet, wenn man eine mit Nelken gespickte Zwiebel mitkocht. Zu empfehlen sind auch wenige Nelken im Fischsud, in Wildbeizen und in allen dunklen Soßen. Selbst Nudelgerichte lassen sich mit Nelken würzen. Coq au vin verlangt Nelkenwürze ebenso wie ein Fleischeintopf oder Wildgulasch. Auch die Spirituosenindustrie verwendet häufig Nelken. Hier ein Rezept für einen einfach herzustellenden **Nelkenlikör**:

Ein Liter Kirschwasser wird mit 100 Gramm Sauerkirschen aus dem Einmachglas versetzt. 15 Gramm Koriander und 10 Gramm Nelken werden im Mörser zerstoßen und dem Ansatz zugefügt. Jetzt stellt man ihn verkorkt 10 Tage beiseite, wobei mindestens einmal pro Tag umgeschüttelt werden muss. Dann bereitet man aus 150 Gramm Zucker und 1/4 Liter Wasser durch einfaches Aufkochen einen Zuckersirup, der (wenn nötig) sorgfältig entschäumt wird. Diesen Sirup nach dem Erkalten dem Ansatz hinzufügen. Nach 2 bis 3 Tagen wird durch ein Tuch oder durch Mull filtriert. Das Ergebnis ist ein köstlicher und gesunder Likör, wenn man nicht mehr als 2 Gläschen davon trinkt. Leider nicht für Diabetiker geeignet!

Piment

Piment, auch Nelkenpfeffer genannt, hat hierzulande nur wenige Liebhaber.
Doch wer mit Piment umzugehen versteht, der würzt apart und gesund.
Wer sich entschließt, mit diesem Gewürz zu experimentieren, wird über die Vielfalt der Geschmacksnuancen überrascht sein.

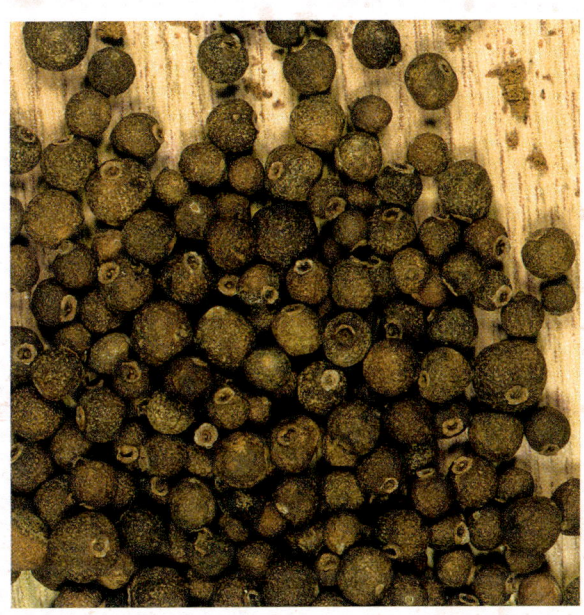

Piment

Wo und wie wächst Piment?

Welche Pflanzenteile werden verwendet?

Der Nelkenpfefferbaum wird 6 bis 13 Meter hoch und hat seine Heimat in Zentralamerika. Heute wird er in vielen anderen Gebieten, vor allem auf Jamaika, kultiviert. Der Baum besitzt einen dünnen Stamm mit grau-weißer, abschuppender Rinde. Seine ovalen Blätter sind etwa 10 cm lang, ledrig, ganzrandig, kahl, durchscheinend punktiert und lang gestielt. Die Blütenstände sind doldenartig, die vielen weißen, kleinen Blüten duften stark aromatisch. Die sich daraus entwickelnden Beerenfrüchte sind kugelig, manche auch leicht eiförmig gestaltet, und haben einen Durchmesser von 3 bis 8 Millimeter. Ihre Oberfläche ist feinwarzig, stumpfgrau und rötlichbraun. In jeder der beiden Fruchthälften liegt ein glänzender, schwarzbraun gefärbter Same. Die Früchte und damit das Gewürz Piment werden kurz vor der Reife geerntet und schnell getrocknet, denn in reifem Zustand sind sie weniger aromatisch.

Einkaufstipps

Piment war zu keiner Zeit besonders teuer, immer billiger als Pfeffer, Zimt oder Nelken. Am besten würzen die ganzen Pimentkörner.

Wie schmeckt Piment?

Piment schmeckt scharf, ähnlich wie Pfeffer, und gleichzeitig nach Nelken und Zimt. In Speisen sollte Piment immer sparsam verwendet werden. Er soll nicht hervorschmecken (Ausnahme: Weihnachtsbäckerei).

Was ist drin im Piment?

Welche Wirkungen sind zu erwarten?

Pimentkörner enthalten hauptsächlich ätherisches Öl mit einem Bestandteil, der auch in den Gewürznelken zu finden ist. Die Inhaltsstoffe in ihrer Gesamtheit regen den Speichelfluss an und wirken verdauungsfördernd.

Tipps für die Küche

Fleischfrikadellen, Bratkartoffeln, Fleischbrühe, Wildgerichte und der Sud, in dem Kochfisch zubereitet wird, bekommen durch Piment-Würze eine besondere Note. Wer mit Piment experimentieren möchte, sollte mit Spinat oder Wirsinggemüse beginnen. Geben Sie gleich am Anfang der Kochzeit 3 bis 5 Pimentkörner dazu, probieren Sie während des Kochens. Wird der Pimentgeschmack zu aufdringlich, sollten die Körner schnell entfernt werden. Auch deshalb ist die Verwendung ganzer Pimentkörner vorteilhaft! Man kann auch zerstoßene Früchte in ein Tee-Ei oder ein Kräutersäckchen füllen und dem Gericht hinzugeben. Häufiges Umlegen des Tee-Eis oder Säckchens sind unbedingt notwendig! Wenn die Speise würzig genug ist, das Tee-Ei oder Säckchen entfernen.

Hier das Rezept für eine typische **Pimentsoße**. Sie passt zu Fischgerichten, Eierspeisen und kaltem Braten. Zu Wild kann man sie anstelle von Preiselbeeren verwenden. Und so wird's gemacht:

Noch nicht ganz reife Beeren aus dem Garten – zum Beispiel Stachelbeeren – werden sorgfältig geputzt und gewaschen. Dann werden sie mit wenig Wasser gar gekocht, durch ein grobmaschiges Sieb geschlagen und mit Dosenmilch und etwas Bindemittel aufgekocht. Während dieses kurzen Kochvergangs versetzt man mit einigen Pimentkörnern, wobei in kurzen Abständen immer wieder probiert werden muss, um die Pimentwürze rechtzeitig zu entfernen. Nach persönlichem Geschmack mit Salz und Pfeffer abschmecken.

Und hier noch ein altes Rezept aus Pommern für die Zubereitung einer **Rindszunge**:

Rindszunge waschen, in Salzwasser gar kochen und enthäuten. In dünne Scheiben schneiden, in einen flachen Topf legen, feingehackte Mandeln und etwas feingehackte Zwiebeln darüber streuen. Darüber kommt nun dieses Soße: Aus Mehl und der Zungenbrühe eine dunkle Einbrenne bereiten, 1/4 Liter Rotwein und bis zu 2 Esslöffel Essig hinzufügen. Jetzt mit gemahlenem Pfeffer, wenig gemahlenen Nelken und „reichlich" Pimentpulver würzen. In dieser Soße lässt man die Zunge auf ganz kleiner Flamme ziehen.

Kardamom

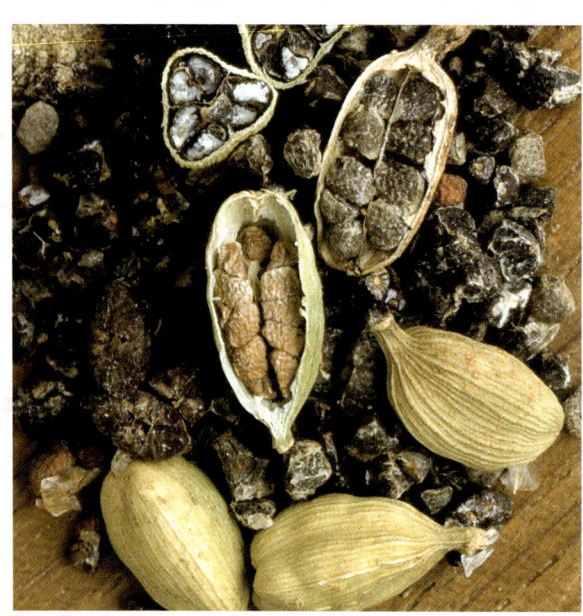

Kardamom

Kardamom ist gesund für den Magen und dazu köstlich, trotzdem war er nie ein „Bestseller" unter den Gewürzen. Da die Ernte der Kardamomkapseln mit der Hand erfolgt, ist die Ware relativ teuer.
Doch der wahre Kenner verwendet Kardamom ohnehin sparsam, um seine belebende Wirkung zu genießen.

Wo und wie wächst Kardamom?

Welche Pflanzenteile werden verwendet?

Stammpflanze des Kardamom ist eine Staude aus der Familie der Ingwergewächse, die im südwestlichen Vorderindien zu Hause ist. Dort, aber vor allem auch auf Java, Ceylon und in anderen Tropengebieten befinden sich Kulturen. Die bis zu 4 Meter hohe Staude bildet kräftige, fleischige Wurzelstöcke aus, aus denen beblätterte Scheinstengel mit langen Blütenständen hervorgehen. Die lanzettförmigen Blätter werden bis zu 70 cm lang und etwa 8 cm breit. In den Achseln der schmalen, stumpfen, 3 bis 4 cm langen Deckblätter stehen drei bis sechs Blüten mit drei gelben bis roten Zipfeln. Der unterständige Fruchtknoten ist dreifächrig. Die daraus hervorgehende Frucht, eine dreifächrige Kapsel, kann abhängig von den Kulturbedingungen unterschiedlich groß sein. Die Pflanze braucht für ein optimales Wachstum einen guten Boden und feuchtwarmes Klima. Nach etwa drei Jahren ungestörten Wachstums in den Kulturen wird mit der Ernte der Früchte begonnen. Die Früchte sind es, die wir als Kardamomkapseln später im Handel erhalten.

Die Pflanze blüht zwar das ganze Jahr über, die Hauptblütezeit fällt jedoch in die Monate Januar bis Mai, und die Früchte sind hauptsächlich in den Monaten Oktober bis Dezember erntereif. Die Ernte ist ziemlich aufwendig. Denn die Früchte reifen sogar an einem Blütenstand zu unterschiedlichen Zeiten heran, und die Ernte muss unmittelbar vor der Vollreife erfolgen, damit die Samen noch in der hellen, schützenden Kapseln verbleiben können. Aus diesen Gründen muss mit der Hand geerntet werden – und das macht die Handelsware relativ teuer.

Einkaufstipps

Als beste Handelssorten gelten die Malabar-Kardamomen. Man sollte Kardamom nur in ganzen Kapseln kaufen. Die Kapselhülle schützt die Samen und verhindert ein Verdunsten der darin enthaltenen würzigen ätherischen Öle. Somit dient die Kapselhülle nicht nur als ideale Verpackung, sie stellt auch gleichzeitig sicher, dass man beim Gewürzeinkauf keiner Fälschung aufsitzt! Nach dem Aufdrücken der Kapsel lassen sich die eckigen, braunen Samen leicht herausnehmen und bei Bedarf mahlen.

Gepulverte Ware einzukaufen ist weniger empfehlenswert, weil sich das empfindliche ätherische Öl in diesem Zustand leicht verändern und den Geschmack unangenehm beeinträchtigen kann.

Wie schmeckt Kardamom?

Kardamom schmeckt aromatisch-scharf: etwas nach Ingwer, nach wildem Majoran und nach Galgant, dazu etwas säuerlich.
In Thailand, Indien und Indonesien zählt Kardamom wegen seiner Schärfe zu den unentbehrlichen Gewürzen und ist Bestandteil vieler Currymischungen. Auch in Gewürzmischungen ist der Eigengeschmack des Kardamom noch wahrnehmbar.

Was ist drin im Kardamom?

Welche Wirkungen sind zu erwarten?

Kardamomsamen enthalten hauptsächlich ätherische Öle. Diese wirken appetitanregend, verdauungsfördernd, blähungstreibend. Früher wurde Kardamom als Arznei bei Magenverstimmung nach Völlereien und bei Schluckauf nach zu fettem Essen eingesetzt.

Wie viele aromatisch-scharfe Gewürze aus dem Orient galt auch Kardamom als Aphrodisiakum.

Tipps für die Küche

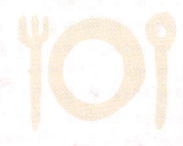

Die Kardamomsamen sollten in der Küche vor der Verwendung in einer Mühle (handelsübliche Pfeffermühle) gemahlen werden.
Kardamom passt als Würze ins Weihnachtsgebäck, in Süßspeisen und Kompotte, in Eingemachtes und in dunkle Soßen, aber auch in Wurst, besonders grobe Blutwurst. Sparsam verwendet belebt Kardamom auch Fisch und Geflügel.
Eine Messerspitze voll Kardamom-Pulver dem gemahlenen Bohnenkaffee kurz vor dem Überbrühen beigegeben, verfeinert den Geschmack und verbessert die Verträglichkeit des Kaffees.

Wer unter Blähungen und Völlegefühl nach den Mahlzeiten leidet, sollte einmal folgenden **Tee** versuchen:

20 g Kardamom, 20 g Kümmel und 10 g Fenchel mischen. Einen Teelöffel dieser Mischung mit 1/4 Liter siedendem Wasser übergießen und in bedecktem Gefäß 10 Minuten lang ziehen lassen. Bei Bedarf eine Tasse Tee warm und schluckweise trinken. Zur Vorbeugung kann man im Wechsel zweimal täglich eine Tasse dieser Teemischung und eine Tasse Kamillentee trinken.

Und hier noch eine gesunde **Gewürzmischung für Stachelbeer- und Pflaumenmus**:
20 g Koriander, 15 g Kardamom, 15 g Ingwer und 10 g Gewürznelken.

Zimtrinde

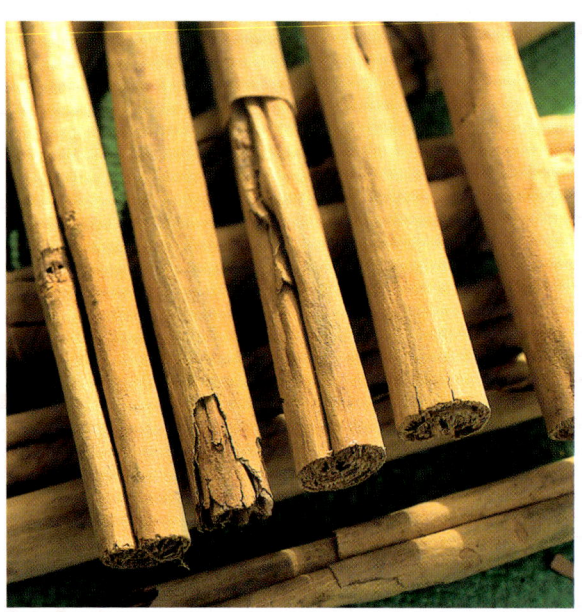

Zimtrinde

Der Duft von Zimt ruft bei vielen Menschen angenehme Erinnerungen wach: Milchreis mit Zucker und Zimt, gewürzte Bratäpfel, weihnachtliche Zimtsterne – das hat wohl jeder als Kind mit Vergnügen verspeist. Zimt ist eine typische und beliebte „Duftwürze", die in Zucker ihre beste Ergänzung findet. Im Gewürzhandel unterscheidet man Ceylon-Zimt, Chinesischen Zimt, Padung- oder Burma-Zimt und den Saigon-Zimt. Jeder Feinschmecker wird den Ceylon-Zimt bevorzugen, denn er schmeckt besonders edel.

Wo und wie wächst Zimt?

Welche Pflanzenteile werden verwendet?

Die „echten" Ceylon-Zimtbäume (oder Sträucher) kamen wohl ursprünglich aus Sri Lanka. Heute gibt es Zimtkulturen außerdem auf den Seychellen, im südlichen Ostindien, in Indonesien, auf den Westindischen Inseln und auch in Brasilien. Die Zimtkulturen legt man in unmittelbarer Nähe von Gewässern an, weil die Pflanzen viel Grundwasser benötigen.

Der immergrüne, dicht belaubte Ceylon-Zimtbaum hat ledrige, länglich-eiförmige, zugespitzte Blätter und kann eine Höhe von etwa 10 Metern erreichen. In den Kulturen werden die Pflanzen strauchig gehalten. Die

Blätter und auch die armblütigen rispigen Blütenstände duften mehr nach Nelken als nach Zimt.

Nach einigen Jahren ungestörter Entwicklung schlägt
man die Stämmchen ab, damit sich an den Stümpfen
Schösslinge bilden. Nach etwa zwei Jahren werden die
Schösslinge zur Gewinnung der Zimtrinde abgeschnitten und von den Blättern befreit.

Mit falzbeinartigen Messern wird die Rinde abgelöst.
Zum Entfernen der äußeren Rindenschicht zieht man
die Zimtrinde über einen Stock aus Zimtholz und
schabt mit einem stumpfen Schälmesser die Außen-
schicht der Rinde ab. Es bleiben geschälte, dünne Rin-
denstücke übrig, die man ineinander steckt und zum
Trocknen aufhängt.

Während des Trockenvorgangs setzt die Fermentation
ein, darunter versteht man von Enzymen in Gang
gesetzte Umsetzungsprozesse in der Pflanze. Durch Fermentation entsteht zum Beispiel die samtbraune Farbe
der Zimtrinde. Nach dem Trocknen wird sortiert und
die Ernte einem „Zimtkoster" vorgelegt, der die Qualität (und damit auch den Preis) bestimmt. Beurteilt
werden neben der Farbe auch die Dicke der Rinden-
stücke (je dünner, desto wertvoller), der Duft und vor
allem der Geschmack.

Einkaufstipps

In Apotheken erhält man die edelste Zimtsorte, den
Ceylon-Zimt, in einer nach Arzneibuch-Vorschriften
geprüften Qualität.

Man sollte immer Zimtstangen einkaufen, denn Zimt-
pulver enthält häufig sehr minderwertige Zimtsorten,
ja sogar Sägemehl, weil der Duft vieles kaschiert. Zimtstangen sollten lichtgeschützt aufbewahrt werden, am
besten in getönten Glasgefäßen oder auch in gut ver-
schließbaren Holzbehältern.

Wie schmeckt Zimt?

Ceylon-Zimt riecht edel und fein-aromatisch, er schmeckt würzig-brennend-scharf und zugleich süßlich. Die anderen Zimtsorten haben eher einen herben Geschmack.

Was ist drin im Zimt?

Welche Wirkungen sind zu erwarten?

Zimt enthält vor allem ätherische Öle, aber auch eine Reihe anderer Substanzen, die in ihrer Gesamtheit gesundheitsfördernd sind.
Bereits Hippokrates verordnete seinen Patienten Zimt als Magenmittel. In der Volksmedizin spielte Zimt schon immer ein große Rolle als Magentonikum, aber auch in Form von „Zimttropfen" gegen übermäßige Monatsblutungen.
Die moderne Pflanzenheilkunde setzt Zimt bei Beschwerden wie Völlegefühl, Blähungen und leichten krampfartigen Magen-Darmstörungen ein.

Tipps für die Küche

Zimtliebhaber verwenden den Zimt sehr vielseitig. An erster Stelle steht wohl der Reis mit Zimt und Zucker. Auch Kochobst, Apfelmus oder Zwetschgenbrei lassen sich vorteilhaft mit Zimt würzen. Bratäpfel duften durch Zimt noch verführerischer. Alle Obstsuppen benötigen ein wenig Zimtwürze.

Zimtstangen im Fischsud, ein wenig Zimt an Lamm-, Geflügel- oder Schweinebraten verbessern den Geschmack auf besondere Art.

Beliebt sind auch Glühwein, Punsch oder Tee mit Zimt. Apfelstrudel, Kaiserschmarrn oder böhmische Zwetschgen- bzw. Marillenknödel vertragen Zimtwürze bestens. Und Weihnachten ohne Zimtsterne oder anderes Würzgebäck ist unvorstellbar.

Bis ins Mittelalter hinein war Zimt das rätselhafteste aller Gewürze. Es wurden wunderliche Geschichten über die Herkunft der Zimtrinde verbreitet, und selbst kritische Männer wie Aristoteles sollen die Märchen geglaubt haben.
In einem fernen Land, so erzählte man, gäbe es Zimtvögel, die große Nester bauten, in denen sie die Zimtrinde lagerten. Speziell dafür ausgebildete Bogenschützen müssten diese Nester von hohen Bäumen herunterschießen. Das sei der einzige Weg, um an diese Kostbarkeit zu kommen. Kein Wunder also, dass Zimtrinde so teuer war.

Pfeffer

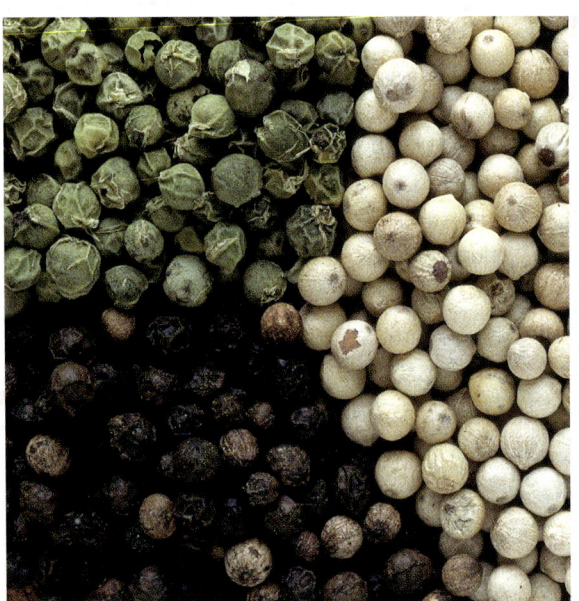

Pfeffer

Früher wurde Pfeffer mit Gold aufgewogen – heute ist er ein preisgünstiges Alltagsgewürz. Weltweit werden jährlich etwa 100000 Tonnen Pfeffer geerntet, die größtenteils in unseren Speisen landen. Wer gepulverten Pfeffer aus dem Streuer verwendet, betrügt sich jedoch um den wahren Pfeffergeschmack! Feinschmecker und Kenner dieses gesunden Gewürzes greifen zur Pfeffermühle. Neben den „klassischen" schwarzen und weißen Pfefferkörnern gibt es auch den in Salzlake eingelegten grünen Pfeffer. Neuerdings sind auch rote Pfefferkörner im Angebot zu finden.

Wo und wie wächst Pfeffer?

Welche Pflanzenteile werden verwendet?

Die Pfefferpflanze ist ein Schlinggewächs bzw. ein Kletterstrauch, der an der Malabarküste beheimatet ist. Heute wird Pfeffer jedoch im gesamten indisch-malaysischen Gebiet und im tropischen Amerika angebaut. Man zieht dort den Pfeffer an Kletterstangen, ähnlich wie bei uns den Hopfen.

wie bei uns den Hopfen. Schwarzer Pfeffer sind die im unreifen Zustand geernteten Beeren, die sich beim Trocknen braun-schwarz färben und eine runzlige Oberfläche besitzen.

Weißer Pfeffer wird aus reifen Früchten gewonnen. Diese werden gleich nach der Ernte einem Fermentationsprozess unterzogen, damit sie sich leichter schälen lassen. Die weißen Pfefferkörner sehen hell aus und besitzen meridianartig angeordnete Streifen. Das sind die beim Schälen freigelegten Gefäßbündel.

Grüner Pfeffer besteht aus unreifen Beeren, die durch ganz schnelles Trocknen die grüne Farbe gehalten. Im Handel ist grüner Pfeffer meist in feuchter Form: Die Früchte werden sofort nach der Ernte in eine Salzlake, später dann in Essig eingelegt. Roter Pfeffer stammt vom peruanischen Pfefferbaum ab, der in Südamerika zu Hause ist, aber trotz seines Namens botanisch nicht zur Familie der Pfeffergewächse gehört. Geerntet werden die pfefferkorngroßen, rosaroten Früchte.

Einkaufstipps

Angeboten werden zahlreiche Pfeffersorten, doch sind dies meistens nur Handelssorten, die auf die Herkunft des Pfeffers hindeuten. Daraus die Qualität abzuleiten, ist nicht möglich. Zusatzbezeichnungen wie „hart", „halbhart" oder „weich" beziehen sich auf den Reifegrad bei der Ernte.

Wie schmeckt Pfeffer?

Hochwertige schwarze, weiße und grüne Pfefferkörner schmecken feurig-scharf und angenehm aromatisch. Roter Pfeffer erinnert im Geschmack an Pfeffer, ist jedoch weniger scharf.

Was ist drin im Pfeffer?

Welche Wirkungen sind zu erwarten?

Der typische Pfeffergeruch geht auf das im Pfeffer enthaltene ätherische Öl zurück. Der scharfe Geschmack wird hauptsächlich durch Piperin, eine den Alkaloiden ähnliche, allerdings ungiftige Substanz, hervorgerufen. Der gesundheitliche Nutzen von Pfeffer ist unbestritten. Er regt den Speichelfluss an, steigert die Magensaftbildung und die Darmbewegungen, wodurch der Speisebrei gut durchgemischt und weitergeleitet wird. Die mitunter verbreitete Meinung, Pfeffer sei nierenschädlich, ist eindeutig widerlegt. Grundsätzlich gilt aber die Empfehlung, dass Menschen mit geschädigter Niere und Patienten mit Magen- und Darmgeschwüren auf scharf-aromatisch-bittere Gewürze besser verzichten sollten. Arzneilich wird Pfeffer in einigen Tonika und Magenarzneien verwendet.

Tipps für die Küche

Pfeffer würzt Fleisch und Fisch, Salate, Suppen, Soßen, Käse und Eierspeisen, Eintöpfe und Gemüse. Da Pfefferaroma und Pfefferschärfe nicht sonderlich hitzebeständig sind, sollte man am besten immer zum Schluss mit Pfeffer abschmecken.

Schwarzer und weißer Pfeffer sollte vor der Verwendung mit der Pfeffermühle gemahlen werden, grüne Pfefferkörner lassen sich auch zerdrücken.

Asant

Wenig bekannt und nicht sonderlich beliebt ist der Asant hierzulande. Die Bezeichnungen „Stink-Asant" oder „Teufelsdreck" deuten auf den als unangenehm empfundenen Geruch hin. Und sie drücken die geringe Wertschätzung dieses eigentlich gesunden Gewürzes aus. Geschätzt wird Asant vor allem in Indien, Persien und Arabien. Auch die Franzosen benutzen Asant in einigen Gewürzmischungen. Kenner weisen darauf hin, dass es nur wichtig sei, die richtige Dosis zu finden – dann sei Asant ein interessantes Gewürz, das zum Experimentieren einlädt.

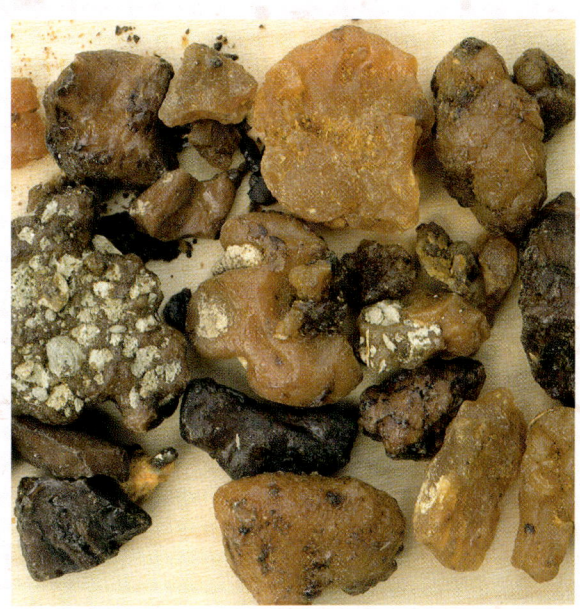

Asant

Wo und wie wächst Asant?

Welche Pflanzenteile werden verwendet?

Die Stammpflanze gehört zur Familie der Doldengewächse und ist unserem Fenchel ähnlich, doch viel größer. Man spricht deshalb auch von Riesenfenchel. Es handelt sich um mehrjährige Pflanzen, die in den persischen und afghanischen Steppen zu Hause sind. Die Entwicklung der Pflanzen bis zur Fruchtreife dauert fünf bis sechs Jahre. Zuerst wird eine mächtige, rübenförmige Pfahlwurzel ausgebildet. Erst wenn die Wurzel genügend Nährstoffe gespeichert hat und oben etwa schenkeldick ist, treibt sie in wenigen Wochen einen kräftigen Stängel aus. Dieser wird etwa 3 Meter hoch und 10 cm dick. Er ist rund und innen markig. Der Blüten- und Fruchtstand ist eine Doppeldolde. Zur Gewinnung des Asant legt man den oberen Teil der Wurzel einer nicht blühenden Pflanze frei und schneidet die Rosettenblätter mit einer dünnen Scheibe des Wurzelkopfes ab. Der nun austretende Milchsaft erhärtet allmählich zu einer zähen Masse und färbt sich dabei braun. Diese braune Masse wird nach einigen Wochen abgekratzt, um eine neue Scheibe des Wurzelkopfes abzuschneiden, damit weiterer Milchsaft austreten kann. Dieser Vorgang wird einige Male wiederholt. Nicht immer geht man dabei so sorgfältig vor. Wird das Gummiharz durch Einschnitte in die Wurzel gewonnen, wird es mit Erdreich verunreinigt.

Einkaufstipps

Asant besteht entweder aus losen oder verklebten Körnern oder aus größeren Klumpen mit gelbbrauner Oberfläche und weißer, am Rande mitunter brauner Bruchfläche, die bald rot anläuft und allmählich braun wird. Die losen Körner stellen die wertvollere Sorte dar.

Wie schmeckt Asant?

Asant riecht durchdringend knoblauchartig und schmeckt bitter und scharf.

Was ist drin im Asant?

Welche Wirkungen sind zu erwarten?

Der starke Geruch wird durch ein ätherisches Öl bedingt, das im Asant enthalten ist. Die schwefelhaltigen Inhaltsstoffe der Pflanze sind noch wenig untersucht. Dennoch wird in Fachbüchern über die verdauungsfördernde und krampflösende Wirkung des Asant bei zum Beispiel kolikartigen Verdauungsstörungen und Reizdarm berichtet.

Tipps für die Küche

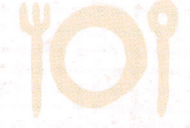

Wer sich einen Eindruck von Asant verschaffen möchte, sollte sich eine Würzmischung herstellen, mit der sich dann experimentieren lässt. Man sollte allerdings bereit sein, vorurteilsfrei etwas Fremdartiges auszuprobieren. Für die **Würzmischung** verreibt man 2 Gramm Asant mit je 1 Gramm Majoran, Basilikum, Thymian und Kochsalz so fein wie möglich. Diese Mischung lässt sich besser dosieren als Asant alleine.

Asant passt zu Gerichten mit Hammel- oder Schaffleisch, gemischten Gemüse- und Fleischeintöpfen, Kraftbrühen mit Fleischeinlagen, Salzwasserfischen, Hülsenfruchtgerichten und Kohleintöpfen. Rotkraut oder Sauerkraut vertragen Asantwürze ebenfalls. Ganz besonders empfehlenswert ist die oben beschriebene

Gewürzmischung zu fettem Käse, zu Bratkartoffeln und zu Gänsefett. Wichtiger Hinweis: Nur eine verschwindend kleine Menge verwenden! Warme Gerichte brauchen noch weniger Asantwürze als kalte Speisen.

Interessant ist die Geschichte des Stinkasant.
Silphium, der eingedickte Milchsaft einer nordafrikanischen Pflanze, die dem Asant sehr ähnlich war, erfreute sich im Altertum bei Griechen und Römern großer Beliebtheit. Sie nutzten Silphium als Gewürz und als Arznei gegen Verdauungsbeschwerden.

Die steigende Nachfrage führte dazu, dass die Pflanze immer seltener wurde. Bereits zu Plinius' Zeiten wurde Silphium mit Silberdenaren aufgewogen. Verfälschungen mit anderen Harzen, vornehmlich mit denen der verschiedensten Ferula-Arten, kamen immer häufiger vor. So verwendeten die Römer und Griechen schließlich wohl auch den Asant, der aus dem fernen Osten in die Länder des Mittelmeerraums kam.

Die Perser schätzten die Würz- und Heilkraft des Asant schon seit jeher, und von den arabischen Ärzten wissen wir, dass sie Asant gegen Darmleiden und gegen Hysterie einsetzten.

Seit dem frühen Mittelalter war Asant auch in Deutschland bekannt. Wie man das Harz gewinnt, hat uns der Arzt Engelbert Kaempfer (1651-1716) in Wort und Bild mitgeteilt. Der aus Lemgo stammende Kaempfer bereiste als Naturforscher Persien, Arabien, Indien, Java, Sumatra und Siam.

Ingwer

Die geweihartigen Ingwerwurzeln sieht man auch in unseren Supermärkten immer häufiger. Dennoch führt Ingwer in der deutschen Küche leider noch ein ziemlich bescheidenes Dasein oder erfreut sich höchstens als Einmachgewürz einer gewissen Beliebtheit.
In der indischen und chinesischen Küche ist Ingwer seit jeher ein bedeutendes Gewürz.

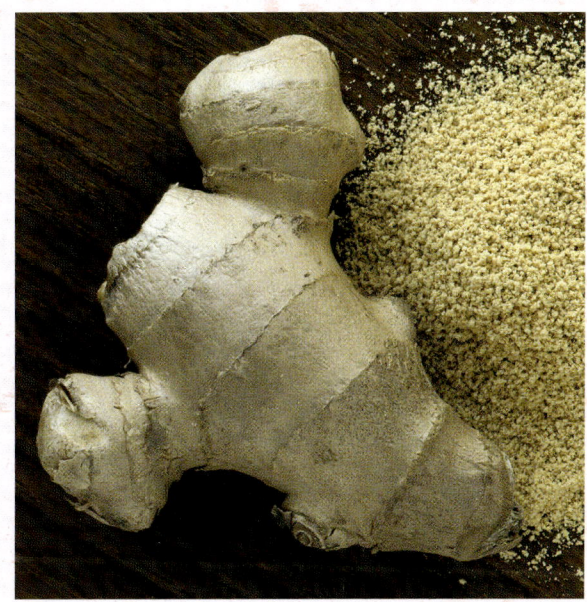

Ingwer

Wo und wie wächst Ingwer?

Welche Pflanzenteile werden verwendet?

Die Ingwerpflanze ist im tropischen Asien heimisch, in freier Wildbahn ist sie allerdings kaum noch anzutreffen. Der heute verwendete Ingwer stammt ausschließlich aus Kulturen, die der Pflanze günstige Wachstumsbedingungen bieten: hohe Temperaturen, Luftfeuchtigkeit und Niederschläge. Anbaugebiete findet man zum Beispiel in Australien, Brasilien, China, Japan, Mexiko, Westafrika. Der knollige Wurzelstock der Pflanze kriecht horizontal und verzweigt sich nur in einer Ebene. Er dient der einjährigen Pflanze als Speicherorgan, zur Vermehrung und zur Überwinterung. Aus dem Wurzelstock gehen etwa 1,5 Meter lange Krautstängel mit bis zu 30 cm langen Blühtrieben hervor. Die Krautstängel sind Scheinstängel, denn sie werden von den einander eng umfassenden Scheiden der Blätter gebildet. Die Blühtriebe bestehen aus einer soliden Achse und einer endständigen, zapfenartigen Blütenähre, die von dachziegelartig übereinanderliegenden Deckblättern umgeben wird. Nach dem Welken der Blütenschäfte werden die Wurzelstöcke sorgfältig aus dem Boden genommen, von Wurzelfasern befreit und mit kaltem Wasser gewaschen. Dann werden sie entweder ungeschält getrocknet oder aber geschält, erneut gewaschen, etwa zehn Stunden gewässert und dann getrocknet.

Einkaufstipps

Ingwer aus Jamaika gilt als die beste Sorte. Daneben sind noch Cochin-Ingwer (aus Südindien), Afrikanischer Ingwer, Japan-Ingwer und Chinesischer Ingwer im Handel. Diese Ingwersorten sind weniger scharf, „unreiner" im Geschmack und für die feine Küche weniger geeignet. Geschälter, getrockneter Ingwer wird auch „weißer Ingwer" genannt. Ungeschälter, getrockneter Ingwer wird als „schwarzer Ingwer" gehandelt.

Wie schmeckt Ingwer?

Aromatisch scharf und angenehm – so lässt sich der Ingwergeschmack beschreiben. Ingwer passt zu süßen und salzigen Speisen. Er ist Bestandteil von Currymischungen.

Was ist drin im Ingwer?

Welche Wirkungen sind zu erwarten?

Ingwer enthält ätherische Öle, die heute recht gut untersucht und auch in ihrer medizinischen Wirkung anerkannt sind. Ingwer ist ausgesprochen gesund und kann allen empfohlen werden, die sich über Verdauungsschwäche, Appetitlosigkeit, nervöse Magenbeschwerden, Verstopfung und Blähungen beklagen. Gegen Verdauungsbeschwerden hilft häufig schon ein Ingwerstäbchen oder kandierter Ingwer mit oder ohne Schokoladenüberzug. Besser aber ist es, die Speisen mit Ingwer zu würzen.

Außerdem verfügt Ingwer über eine gut belegte Heilwirkung bei Übelkeit und Erbrechen. Die Wirkstoffe des Ingwer entspannen die Muskulatur der Verdauungsorgane und lösen Krämpfe und Verspannungen. Weiterhin werden dem Ingwer rheumalindernde Eigenschaften zugeschrieben.

Tipps für die Küche

In der Küche sollte man eine kleine Reibe zur Hand haben, auf der man von den getrockneten, geweihartigen Ingwerstückchen die Menge abreibt, die gerade nötig ist.

Seine Schärfe braucht niemand zu fürchten, hat man es doch selbst in der Hand, wie „herzhaft" man würzt. Skeptiker lassen sich mit einem einfachen Experiment überzeugen: Man bereite sich eine gute, kräftige Fleischbrühe und versetze sie mit gepulvertem Ingwer. Nach etwa fünf Minuten kann man die noch gut warme Brühe probieren, um die Menge herauszufinden, die man als angenehm empfindet. Ist man erst

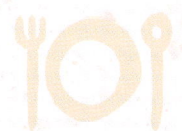

einmal auf den Geschmack gekommen, so wird man Soßen (besonders die dunklen), Suppen, Eintöpfe, Geflügel, Wild gerne mit Ingwer würzen. Wer Reis mit Ingwer würzt, der wird über den guten Geschmack erstaunt sein. Das gilt auch für Kartoffelbrei.

Für das Würzen nach Bedarf, zum Beispiel von Käse und Eierspeisen, eignet sich auch eine Salz-Ingwer-Mischung im Verhältnis 1:1. Dazu verreibt man Ingwer und Salz zu gleichen Teilen in einer rauen Reibschale so fein, dass die Mischung für den Tisch-Salzstreuer geeignet ist. Wer ganz salzfrei würzen möchte, kann folgende Mischung ausprobieren:

Ingwerpulver 3 Gramm, Thymianpulver 2 Gramm, Rosmarinpulver 1 Gramm.

Eine Alternative zum getrockneten Ingwer ist die Verwendung von frischer Ingwerwurzel, wie sie heute in fast allen Supermärkten erhältlich ist.

In einem Kochbuch aus dem Jahre 1581 lesen wir, dass Ingwer, Pfeffer und Muskat zusammen eine gesunde Würze darstellen.
Hier der Originaltext:

One Ingwer kein Sawsuppen:
Eine gute wolgeschmackte suppen
von einer Spensaw
mit gantzem Pfeffer
Ingwer
und gantzen Muskatblüth
auch mit Petersilienwurtzel
vnnd wann du solche Geürtz darzu nimmbst
so wird sie wohlgeschmack
vnd man nennt sie eine Sawsupp

Koriander

Man schätzt Koriander in der Pflanzenheilkunde, doch von der Verwendung der Korianderfrüchte als Gewürz wollen viele Köche und Hausfrauen nichts wissen. Möglicherweise aufgrund einer schlechten Erfahrung, denn unreife Korianderfrüchte riechen sehr unangenehm nach Wanzen. Im Volksmund heißt Koriander deshalb auch Wanzendill oder Wanzenkraut. Vor eigenem Anbau in unserem Klima sei gewarnt. Es ist bei uns nicht mild genug, so dass die Früchte nicht voll ausreifen und deshalb wenig einladend duften und schmecken. Die ausgereiften Früchte sind jedoch ein pikantes und gesundes Gewürz, mit dem sich das Experimentieren lohnt!

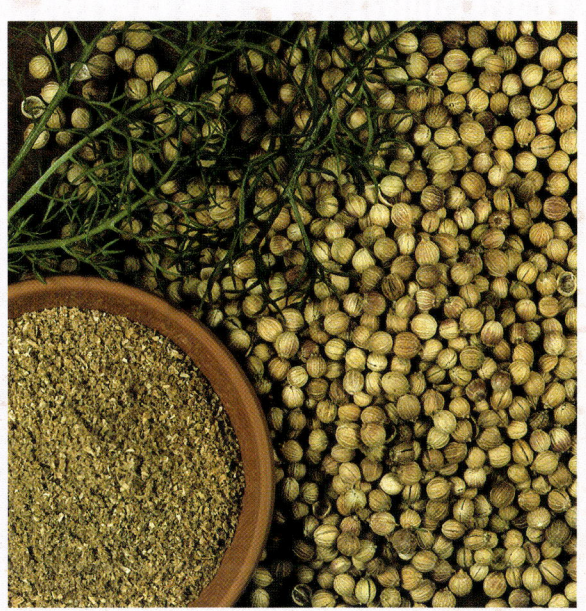

Koriander

Wo und wie wächst Koriander?

Welche Pflanzenteile werden verwendet?

Die Heimat des Korianders dürfte im östlichen Mittelmeerraum, in Nordafrika oder Kleinasien liegen. Die Römer brachten die Korianderpflanze nach Mitteleuro-

pa. Heute baut man sie in vielen europäischen Ländern und auch in Nord- und Südamerika an.

Die Korianderpflanze, ein kahles Kraut, wird etwa 50 cm hoch und besitzt runde Stängel, die sich im oberen Teil verzweigen. Die Blätter sind im unteren Bereich der Pflanze langgestielt und ungeteilt, oben ungestielt und fein geteilt. Die Dolden sind langgestielt und besitzen kleine weiße oder schwachrosa Blüten. Die Früchte sind rundlich bis kugelig und zerfallen nicht wie beispielsweise bei Kümmel und Fenchel in zwei Teilfrüchte, sondern bleiben ganz.

Geerntet werden die völlig ausgereiften Früchte. Diese werden rasch, aber schonend getrocknet und vor Feuchtigkeit geschützt aufbewahrt.

Einkaufstipps

Wenn es möglich ist, vor dem Einkauf an der Ware schnuppern: Gute Ware riecht angenehm würzig.

Wie schmeckt Koriander?

Koriander schmeckt würzig-aromatisch-scharf, der Geruch erinnert entfernt an Maiglöckchen. Koriander ist unverzichtbarer Bestandteil von Currymischungen.

Was ist drin im Koriander?

Welche Wirkungen sind zu erwarten?

Die Früchte enthalten ätherische Öle, die verdauungsfördernd, krampflösend und keimtötend wirken. Koriander wird in der Pflanzenheilkunde als Mittel gegen Verdauungsstörungen, in Verbindung mit Kümmel, Anis und Fenchel als Magentee verwendet.

Tipps für die Küche

Koriander lässt sich in Würzgebäck, Brot, Wildmarinaden, Salaten, Eintöpfen, Bratensoßen, Kohl- und Krautgerichten, Gulasch, Hülsenfruchtgerichten, Geflügelgerichten verwenden. Ein beliebtes **Mischgewürz** für Bratkartoffeln, Eierspeisen und Schmalzbrote ist so zusammengesetzt:

20 Gramm Koriander, 20 Gramm Kümmel, 20 Gramm Thymian, 20 Gramm Basilikum, 10 Gramm Pfeffer ganz fein zermahlen und miteinander mischen. Im Salzstreuer vorrätig halten und bei Bedarf verwenden. Mancherorts mischt man fein gemahlenen Koriander mit Zucker und Honig, um ihn dann zu großen „Pillen" zu verarbeiten, die, nach schweren Speisen oder üppigen Gelagen als Bonbon gelutscht, die Verdauung unterstützen.

Und nun probieren Sie doch einmal ein mit Koriander gewürztes **Wildragout**:

Zuerst werden 100 Gramm fette Speckwürfel auf kleiner Flamme ausgebraten und dann 500 Gramm gewürfeltes Reh, Hirsch oder Wildschwein darin angebräunt. Jetzt gibt man 1 Teelöffel Salz, ein Lorbeerblatt, ganz wenig gepulverte Nelken, sehr wenig gepulverte Korianderfrüchte, 3 Esslöffel Rotwein und etwas Wasser dazu, sodass das Fleisch gerade mit Flüssigkeit bedeckt ist. Das Fleisch wird fast gar gedünstet. Dann gibt man eine Tasse voll zerschnittener Champignons dazu und schmeckt mit Rotwein, Salz, Pfeffer und etwas Honig sowie vorgeweichten Rosinen und dicker Sahne ab. Abbinden und mit Reis servieren. Darüber wird jetzt vorsichtig feinst gemahlener Koriander gestäubt; für jeden gerade so viel, wie er es gerne mag. Dazu passt ein schwerer Rotwein.

Wer ein Freund von Kümmel ist, der kann zum Bestäuben des Ragouts auch eine Mischung von Kümmel und Koriander zu gleichen Teilen verwenden.

Koriander zählt zu den ältesten Gewürzen, die wir kennen. Sanskritschriften, Bibeltexte und altägyptische Gräberfunde dienen als Beweis.

In alten Kräuterbüchern finden man viel Lobenswertes über den Koriander, doch auch der wanzenartige Geruch wird schon erwähnt.
Leonhart Fuchs erklärt uns in seinem „Kreutterbuch" aus dem Jahre 1543 die Sache so:

„In Apotecken nennt mans Coriandrum.
Hat sein namen von den Wantzen her /
die in Griechischer sprach Coris genent werden /
denn kein wantz kann so stinken als
der grün coriander."

Kapern

Es gibt Gerichte, die sind ohne Kapern nicht vorstellbar, zum Beispiel die Königsberger Klopse. Die kleinen Würzkügelchen mit dem charakteristischen Geschmack sind seit mehr als 3000 Jahren bekannt und erfreuen sich in der Küche vieler Länder großer Beliebtheit.

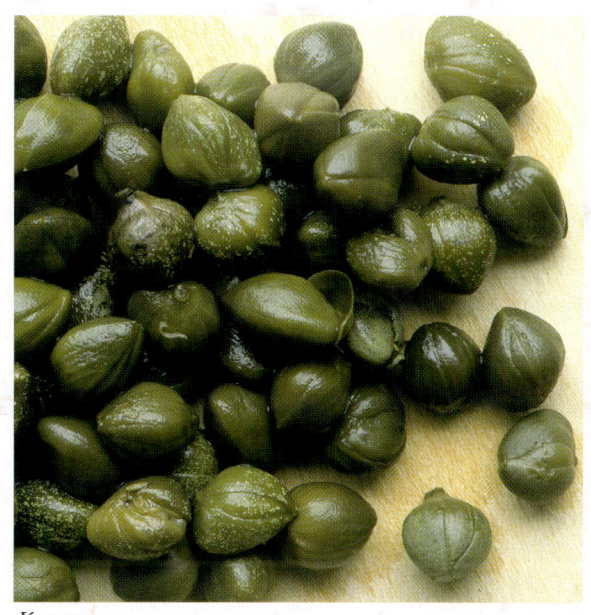

Kapern

Wo und wie wachsen Kapern?

Welche Pflanzenteile werden verwendet?

Die bei uns verwendeten Kapern stammen vom echten Kapernstrauch, einem kleinen, kriechenden dornigen Strauch, der im Mittelmeerraum auf steinigem Untergrund wild wächst. Der Kapernstrauch wird auch kultiviert und ist in Kulturen meist dornenlos. Die Pflanze besitzt einfache, derbe Blätter und große weiße Blüten mit zahlreichen, rötlichen Staubgefäßen. Bereits nach einer Blühdauer von nur einem Tag fallen die Blüten-

blätter ab. Man erntet die jungen Blütenknospen mit der Hand und lässt sie leicht anwelken. Während dieser Zeit wird ein Ferment aktiv, das eine Senfölverbindung freisetzt. Später werden die Blütenknospen in eine Essig-Salz-Lösung eingelegt. Darin sind die Kapern etwa ein Jahr lang haltbar. Mancherorts verwendet man zum Einlegen auch nur Öl oder nur eine Salzlösung.

Die in Frankreich angebotenen Cornichons de capries sind die eingelegten Früchte des Kapernstrauchs. Sie sehen aus wie Minigurken.

Einkaufstipps

Je kleiner die Knospen, umso wertvoller ist die Ware. Der Handel unterscheidet zwischen „Nonpareilles", der kleinsten Sorte, und den größeren Sorten Surfines, Fines, Mifines und Communes. Neben den Echten Kapern gibt es zahlreiche Falsche Kapern, die auch Ersatzkapern genannt werden. Es handelt sich dabei um Blütenknospen der Sumpfdotterblume, der Kapuzinerkresse, des Besenginsters oder auch des Scharbockskrauts. Natürlich sind die Echten Kapern diesem Ersatz vorzuziehen.

Wie schmecken Kapern?

Kapern schmecken bitterlich, aromatisch, herb und sauer. Für den Geschmack entscheidend sind die bei der Aufbereitung entstehenden Senföle.

Was ist drin in Kapern?

Welche Wirkungen sind zu erwarten?

Kapern enthalten in erster Linie Senföle. Sie wurden bereits im alten Griechenland als magenstärkende, die Verdauung fördernde Arznei eingesetzt. Bis zum Ende des 18. Jahrhunderts wurde auch die Wurzelrinde des Kapernstrauchs arzneilich genutzt.

Tipps für die Küche

Geradezu klassisch sind die „**Königsberger Klopse**" – ohne Kapern undenkbar. Hier das Rezept:

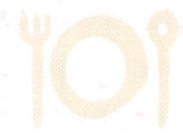

Zwei Brötchen einweichen und gründlich ausdrücken. 1/2 Kilogramm mageres Rindfleisch und 1/4 kg schieres Schweinefleisch und 5 gut gewässerte Sardellenfilets werden zusammen durch den Fleischwolf gegeben, gesalzen und gepfeffert und gründlich durchgemischt. 50 Gramm gehackte Zwiebeln und 1/2 Bund Petersilie in wenig Butter anschwitzen. Alle Zutaten mit 2 Eiweiß und etwas frisch gemahlener Muskatnuss gründlich durchkneten. Dann zu aprikosengroßen Kugeln formen. Diese werden in Salzwasser pochiert. Eine helle Schwitze mit Klopswasser zu einer sämigen Soße verrühren und mit 2 Eigelb, 75 ml saurer Sahne und 125 ml trockenem Weißwein legieren. In diese Soße legt man jetzt die Klopse und gibt zum Schluss 50 Gramm Kapern dazu. Man lässt kurz ziehen und serviert mit Kartoffeln. Dazu schmeckt ein herbes Bier ebenso wie ein trockener Frankenwein.

Weitere Tipps: Auch andere helle Soßen, etwa zum Lachs oder Steinbutt, können mit Kapern belebt werden. Köstlich verfeinern sie Herings- oder Kartoffelsalat und würzen pikant Tartar, Quark und hartgekochte Eier. Die Engländer schätzen eine Kapernsoße zu gekochtem Hammelfleisch, die Franzosen lieben Kapern in Remoulade und in Vinaigrette-Soßen. Kalbsragout oder Hühnerfrikassee „wachsen" geschmacklich, wenn man Kapern mitverwendet.

Kapern vertragen sich gut mit Knoblauch. Zusammen mit Oliven und Majoran lässt sich ein herzhafter Würzbrei herstellen, der vielseitig für kalte Speisen verwendbar ist.

Wenn man nur einen Teil der in Essig-Salz-Lösung eingelegten Kapern aus dem Vorratsglas entnimmt, sollte man anschließend mit etwas Olivenöl aufgießen. So lassen sich die restlichen Kapern vor Schimmelbefall schützen.

Es ist schwer zu glauben, aber in den früheren Zeiten des Altertums hielten griechische Ärzte die Kapern einst für gefährlich giftig. Man glaubte, Kapern zerfräßen den Magen und den Darm und entzündeten das Zahnfleisch. Bald aber wurde man anderen Sinnes und man lobte auch im alten Griechenland die Kapern als magenstärkend und verdauungsfördernd.

Zitrusfrüchte

Orangen, Apfelsinen, Mandarinen, Zitronen, Grapefruit, Pampelmusen – sie alle zählen zu den Zitrusfrüchten. Zum Würzen finden jedoch in erster Linie Orangen und Zitronen Verwendung. Das erfrischende ätherische Öl verleiht vielen Gerichten Duft und angenehmen Geschmack.

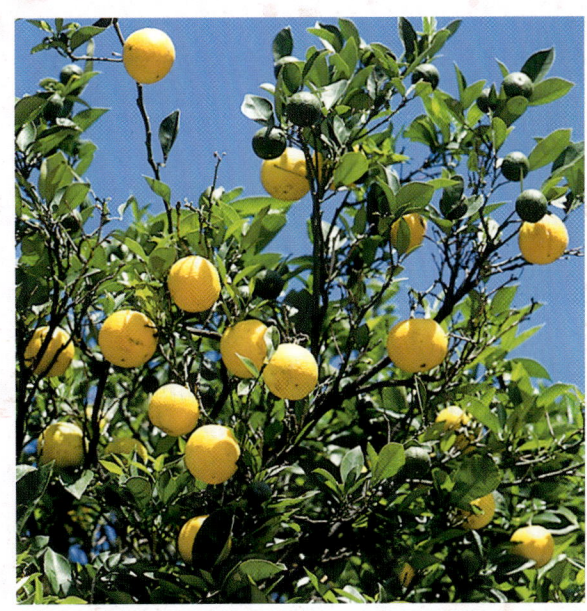

Zitrusfrüchte

Wo und wie wachsen Zitrusfrüchte?

Welche Pflanzenteile werden verwendet?

Zitrusgewächse werden wegen ihrer beliebten Früchte seit undenklichen Zeiten kultiviert. Sie wachsen in riesigen Kulturen in Südeuropa und auf den Mittelmeerinseln, im Orient, in Süd- und Nordamerika. Es gibt die verschiedensten Arten und Unterarten und immer kommen neue gezüchtete Sorten hinzu. Man verwendet das Fruchtfleisch, den Fruchtsaft und auch die Fruchtschale.

Einkaufstipps

Beim Einkaufen muss jeder nach eigenem Geschmack entscheiden. Es gibt bittere Orangen, „normale" Apfelsinen, Blutorangen, Nabelorangen, kernlose Orangen, Zitronen, Limonen und mehr als 100 Mandarinensorten. Pampelmusen und Grapefruit sind übrigens nicht das gleiche: Die ursprünglich in Malaysia beheimatete Pampelmuse war zuerst da, die Grapefruit entstand später durch aktive Kreuzung. Am Markt durchgesetzt hat sich die Grapefruit – wegen ihres besseren Geschmacks, ihrer handlicheren Form und der dünneren Schale. Lediglich die Pomelo, eine Pampelmuse aus Thailand, ist noch im Handel zu finden.

Orangeat und Zitronat sind kandierte Fruchtschalen.

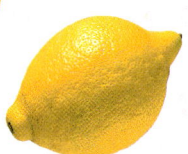

Wie schmecken Zitrusfrüchte?

Aromatisch, süß bis bitter, fruchtig, sauer, würzig, erfrischend.

Was ist drin in Zitrusfrüchten?

Welche Wirkungen sind zu erwarten?

Die Früchte, besonders auch die Fruchtschalen, enthalten ätherische Öle und Bitterstoffe. Die erfrischenden ätherischen Öle verleihen Speisen einen verlockenden Duft und angenehmen Geschmack und sie fördern den Gallenfluss. Auch die Bitterstoffe sorgen für einen guten Fluss der Verdauungssäfte, sie regen den Appetit an und lindern alle Magenbeschwerden, deren Ursache in mangelnder Magensaftbildung liegt.

Tipps für die Küche

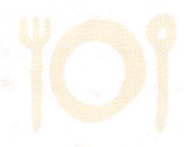

Aus Zitrusfrüchten bereitet man Säfte, Marmeladen, Kompotte und Süßspeisen. Orangen- und Zitronensaft verwendet man zum Würzen von Soßen, man beträufelt damit Schnitzel oder Fisch oder gibt gibt den Saft zu allen Arten von eingemachten Früchten. Die erfahrene Hausfrau kennt viele Tricks, mit Orangen oder Zitronen gesund zu würzen. Sie weiß, dass es nicht die Zitronenscheibe auf dem Teller bringt, sondern auch das Abgeriebene der äußeren Fruchtschale. Man kann die Fruchtschale mit dem Reibeisen abreiben oder mit einem Stück Würfelzucker, den man dann in die Soße gibt.

Orangeat und Zitronat verwendet man in Gebäck, besonders im Christstollen. Dort dienen sie dem Würzen ebenso wie als Verdauungshilfe.

Zahlreiche Liköre sind mit dem ätherischen Öl der Orangen gewürzt. Der bittere Orangengeschmack ist hier sehr erwünscht. Curaçao, Cointreau, Grand Marnier sind einige der weltbekannten Marken.

Frühstücksmuffel, Kinder und Erwachsene, die morgens nicht aus dem Bett kommen, sollten noch vor dem Aufstehen einen Esslöffel bittere Orangenmarmelade verzehren. Der angenehm erfrischende Bitterreiz weckt die Verdauungsdrüsen und damit die Freude am Frühstück.

Zur Appetitanregung und zur Linderung von Magenbeschwerden aufgrund mangelnder Magensaftbildung sei folgender **Tee** empfohlen: Man überbrüht einen Teelöffel voll bitterer Orangenschalen mit einer Tasse siedendem Wasser, gibt einen Deckel auf das Ansatzgefäß und lässt 10 Minuten lang ziehen. Nach dem Abseihen ist der Tee fertig. Er sollte etwa 1/2 Stunden vor den Hauptmahlzeiten getrunken werden.

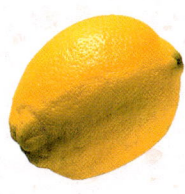

Und hier noch ein Rezept für eine **Whisky-Orangen-Marmelade**:

Man benötigt 500 Gramm ungespritzte Orangen, 1/4 Liter Wasser, 875 Gramm Zucker, 5 Gramm kristallisierte Zitronensäure, 1/2 Normalflasche flüssiges Geliermittel und 6 Esslöffel Whisky. Die Orangen werden gründlich in heißem Wasser gewaschen und abgetrocknet. Von zwei Orangen die Schale „superdünn" abschälen und in feine Streifen schneiden. Das Wasser mit 125 Gramm Zucker und der Orangenschale in bedecktem Topf 15 Minuten lang kochen lassen. Das Fruchtfleisch aller Orangen kleinschneiden, entkernen und im Mixer pürieren. Das Mus in einen großen Topf füllen. Die Orangenschalen mit dem Wasser, dem restlichen Zucker und der Zitronensäure mischen und unter Rühren erhitzen. Kurz vor dem Kochen das Geliermittel zugeben und aufwallen lassen. Gleich von der Wärmequelle nehmen und den Whisky einrühren. Noch heiß in Gläser füllen und sofort mit Einmach-Cellophan verschließen.

Rosinen, Zibeben, Korinthen, Sultaninen

Es sind alles getrocknete Weinbeeren, und eigentlich darf man alle Rosinen nennen. Doch trotzdem unterscheiden sie sich: Rosinen sind getrocknete grüne oder gelbe Früchte mit Kernen. Zibeben sind an der Pflanze getrocknete Früchte mit Kernen. Korinthen sind kernlose, blauschwarze Früchte der Weinsorte Agyrena. Sultaninen sind kernlose, grüne oder gelbe getrocknete Früchte, die etwas kleiner sind als Rosinen.

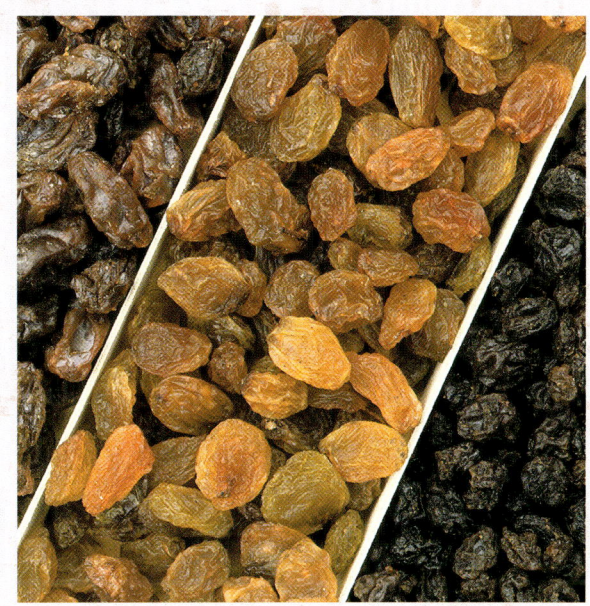

Getrocknete Weinbeeren

Wo und wie wachsen die Früchte?

Welche Pflanzenteile werden verwendet?

Weinbeeren gibt es in allen gemäßigt-warmen Gegenden. Die meisten Weinbeeren liefern heute Kalifornien, die Mittelmeerländer, hier vor allem Griechenland und die Türkei, und schließlich der Iran und Australien. Die Beeren sind die Früchte der Weinrebe, sie werden gepflückt und getrocknet.

Einkaufstipps

Ein erfahrener Koch unterscheidet die Weinbeeren so: Die Rosinen kommen aus Kalifornien, sie sind zumeist kernlos, saftig, süß, doch ohne den „Pfiff", den die Zibeben besitzen, die fruchtiger schmecken. Sie gibt es mit und ohne Kerne, sie sind klein und dunkelbernsteinfarben. Sultaninen können als grünlich-gelbe Varation der Zibeben bezeichnet werden. Korinthen, die früher ausschließlich aus der Gegend um Korinth kamen, sind die kleinsten und schrumpeligsten Weinbeeren. Im Geschmack sind Korinthen jedoch am konzentriertesten.

Wie schmecken getrocknete Weinbeeren?

Süß, fruchtig, aromatisch. Zibeben können einen leichten Muskatgeschmack haben.

Was ist drin?

Welche Wirkungen sind zu erwarten?

Getrocknete Weinbeeren enthalten in erster Linie Zucker, aber auch Mineralstoffe, Gerbstoffe, Farbstoffe. Früher gab man „Große Rosinen" auch als Abführmittel, gegen Bauchgrimmen, gegen Husten und Leberleiden, die „Kleinen Rosinen" (= Korinthen) als Abkochung gegen Leberleiden.

Auch das Weinlaub und Weinranken wurden für Arzneizubereitungen verwendet. Heute werden getrocknete Weinbeeren nicht mehr arzneilich verwendet, aber sie gelten – zusammen mit Nüssen – als platzsparende Kraftnahrung für anstrengende Wanderungen.

Tipps für die Küche

Bereits die alten Römer und Griechen benutzten getrocknete Weinbeeren zum Würzen besonderer Speisen, insbesondere von Süßspeisen. Süße Suppen, Grieß- und Reisgerichte lassen sich mit Weinbeeren anreichern, aber auch Fleisch, Wild und Geflügel, helle oder dunkle Soßen.

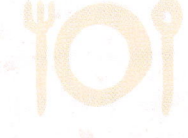

Im Vordergrund der Verwendung stehen die verschiedensten Backwaren, vom Rosinenbrot oder dem Gugelhupf über Schnecken, Strudel bis hin zum Käsekuchen. Getrocknete Weinbeeren sind auch ein beliebter Bestandteil der verschiedensten Arten von Müsli.

Hier das Rezept für einen **Käsekuchen**, mit dem Sie höchstes Lob ernten werden:

Man knetet sich aus 150 Gramm Mehl, 80 Gramm Butter, 80 Gramm Zucker, einem Ei und einem Teelöffel Backpulver einen Kuchenteig, den man in eine Springform gibt. Für den Belag verrührt man 100 Gramm Butter, 150 bis 200 Gramm Zucker, 3 Eier (das Eiweiß geschlagen) und 500 Gramm halbfetten Quark mit vielen Rosinen, etwas Milch, etwas Mehl und Vanillezucker. Den Belag auf den Teig geben, den Kuchen bei 180 Grad Celsius 1 Stunde backen. Der Käsekuchen sollte beim Verzehr noch lauwarm sein. Guten Appetit!

Einst reklamierte Karl Valentin beim Kellner, dass in seiner Soße Fliegen seien. Der Kellner belehrte ihn, dass es sich um Rosinen bzw. Korinthen handele, doch musste er sich sagen lassen, dass seinem Gast Karl Valentin dann Fliegen doch lieber gewesen wären!

Paprika

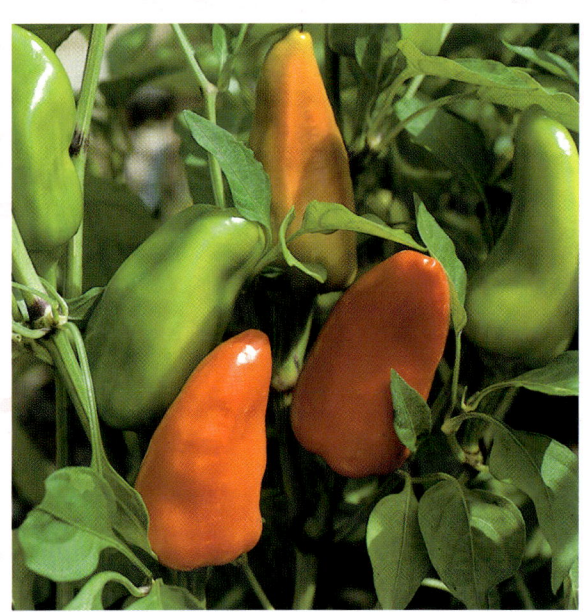

Paprika

Ob als Gemüsepaprika oder Gewürzpulver – Paprika ist sehr beliebt und äußerst gesund. Je nach Geschmack kann man aus dem großen Angebot unterschiedlich scharfe, aber auch milde Sorten auswählen und vielfältig zubereiten. Paprika ist auch Bestandteil von Currymischungen und im Tomatenketchup enthalten.

Wo und wie wächst Paprika?

Welche Pflanzenteile werden verwendet?

Beim Paprika handelt es sich um eine der ältesten Kulturpflanzen der südamerikanischen Indianer: In Peru kann man den Anbau bis in die Zeit um 2000 vor Christus nachweisen. In Europa waren es vor allem die Spanier, die Ungarn und die Balkanbewohner, die sich der Paprikapflanze annahmen, nachdem Kolumbus sie aus Amerika mitgebracht hatte.

Zunächst erfreute man sich an der Paprikapflanze eher als Ziergewächs, später entdeckte man den Wohlgeschmack ihrer Früchte. Seit dem 19. Jahrhundert wurden zahlreiche, unterschiedliche Sorten herangezüchtet, die heute in vielen europäischen Ländern angebaut werden.

Einkaufstipps

Paprikafrüchte können riesengroß, dick und pausbäckig oder eher klein und schlank, rund oder kegelförmig, grün, gelb, rosa, leuchtend hell- oder dunkelrot, ja sogar violett sein. Beim Einkauf werden das Auge, der persönliche Geschmack und auch der Verwendungszweck entscheiden. Von Gewürzpaprika gibt es unzählige Schärfeabstufungen. Wer den gesundheitlichen Nutzen der Paprikaschärfe ausnutzen möchte, sollte nicht zu milde Sorten wählen. Wer sich für die ungarische Handelssorte 4 „Edelsüß" entscheidet, liegt in der Regel richtig. Diese Sorte ist nur mäßig scharf, dafür aber angenehm aromatisch. Die Handelssorte 5 „Halbsüß" ist aromatisch und spürbar schärfer; sie eignet sich für alle, die es „herzhaft" wünschen. Wer einen schärferen Geschmack liebt, dem sei die Sorte 6 „Rosen" empfohlen. Bei uns hat der „Scharfpaprika" nur wenige Freunde, in Ungarn und in den Balkanländern hat er dagegen viele Fans.

Wie schmeckt Paprika?

Wohlschmeckend mild bis scharf, würzig, auch süßlich-aromatisch.

Was ist drin in Paprika?

Welche Wirkungen sind zu erwarten?

Wissenschaftler sind sich einig: Paprika ist gesund! Als Gemüse enthält Paprika viel Vitamin C, Carotinoide und Vitamin E, Kalium und Eisen. Die Schärfe der Paprika ist auf den Stoff Capsaicin zurückzuführen. Capsaicin findet als Arzneistoff in der äußerlichen Behandlung von Rheuma Verwendung, es ist zum Beispiel in Rheumapflastern und Rheumasalben enthalten. Die Inhaltsstoffe der Paprika in ihrer Gesamtheit stärken den Blutkreislauf, schützen die Gefäße und wirken Blutgerinnseln entgegen. Belegt ist auch die Tatsache, dass Paprika die Absonderung von Speichel und weiteren Verdauungssäften steigert und dadurch schwere Kost bekömmlicher macht. Ebenso wirken die Inhaltsstoffe der Paprika keimtötend und beugen daher Durchfällen vor, sie regen die Nebenniere an und wirken schweißtreibend. Außerdem enthält Paprika auch Zucker.

Tipps für die Küche

Über das Vorhandensein von Zucker im Paprika sollten Hausfrauen und Hobbyköche Bescheid wissen: Paprikapulver darf man nämlich nie in siedendes Fett geben. Dann nämlich würden die Zucker karamelisieren und einen unangenehmen Geschmack hinterlassen. Auch Farbveränderungen nach „schmutzigem" Braun hin bleiben dann nicht aus. Am besten ist es daher, Paprika erst beim Abschmecken in das noch sehr heiße Gericht zu geben.

Gepulverter Würzpaprika ist empfindlich gegen Licht und Feuchtigkeit. Das Gewürz sollte daher in dunklen Gläsern luftdicht verschlossen aufbewahrt werden. Mit Paprikapulver kann man fast alles würzen, vorausgesetzt, man wählt die richtige Sorte: Scharf darf das Pulver sein für ungarisches Gulasch, für ungarische Schnitzel, für Balkanspezialitäten; nicht ganz so scharf für Geflügelgerichte, Suppen und dunkle Soßen, Käse und Eierspeisen. Mild sollte die Paprikawürze bei Fisch- und Reisgerichten sein.

Gemüsepaprika kann man reif, unreif oder halbreif essen. Er eignet sich für Salate oder gedünstete Gemüse, kann geschmort, gekocht und auch mit Fleisch gefüllt werden.

> *„Diese südamerikanische Pflanze wird in unseren Küchengärten angebaut; ihre Frucht besitzt eine außergewöhnliche Schärfe und dient als Speisewürze; in fremden Ländern braucht man sie mehr, als bei uns; wir wenden sie fast nur an, um die Würze des Essigs zu erhöhen.*
> *Diese Frucht ist officinell*; sie ist reizend, erhitzend und fördert die Verdauung."*
>
> Das schrieb im Jahr 1827 Adalbert von Chamisso, der Dichter von „Peter Schlemihls wundersame Geschichte", über den „Spanischen Pfeffer". Diesen Namen gab man dem Paprika, weil er nach der Rückkehr von Columbus aus Amerika zunächst in Spanien kultiviert wurde.
> (*officinell = Bezeichnung für die in Arzneibüchern beschriebenen Arzneimittel)

Peperoni, Chillies, Cayennepfeffer

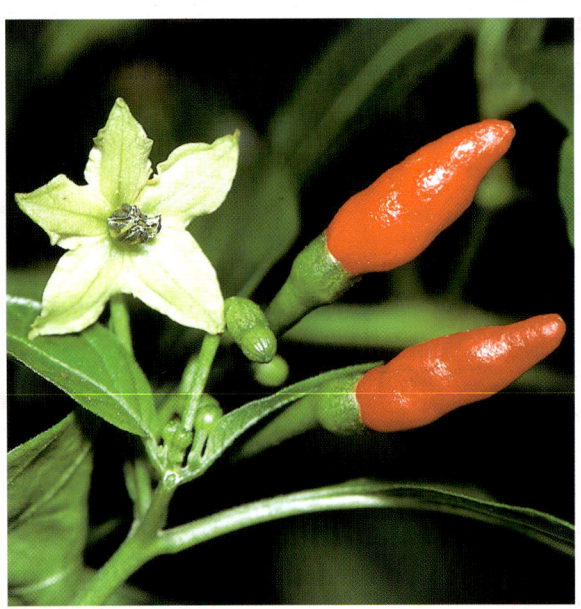

Chillies

Peperoni, Chillies und Cayennepfeffer sind die scharfen Verwandten des Paprika. Man muss ihre Schärfe nicht fürchten, sofern man nicht außergewöhnlich übertreibt. Herzhaftes, scharfes Würzen mit Peperoni, Chillies und Cayennepfeffer dient nicht nur der Geschmacksverbesserung vieler Speisen, sondern kurbelt auch die menschliche Vitalität an.

Wo und wie wachsen Peperoni, Chillies, Cayennepfeffer?

Welche Pflanzenteile werden verwendet?

Alle drei Gewürze stammen von der gleichen Pflanze, deren Heimat das tropische Südamerika sein dürfte. Heute wird der Löwenanteil aus Mexiko geliefert. Aber auch in Nigeria, Uganda, Tansania, Äthiopien, in der Türkei und in Japan findet man Kulturen der Gewürzpflanze. Verwendet werden die Früchte bzw. Trockenbeeren, die es in sehr vielen Schärfestufen gibt. Als Peperoni bezeichnet man die getrockneten oder eingelegten Früchte.

Einkaufstipps

Peperoni sind bei uns hauptsächlich als eingelegte, grüne oder gelbe, sehr lange und dünne Früchte in unterschiedlichen Schärfeformen im Handel. Ein ziemliches Durcheinander herrscht bei Chillies und Cayennepfeffer. Meist werden unter dem Begriff Chillies scharfer Paprika, bunte Peperoni, Feuerschoten, Pfefferschoten verkauft – mit diesen verbindet man in der Regel heftige Schärfe. Es gibt so unendlich viele Sorten, dass man eine Schärfeskala von 1 bis 120 eingerichtet hat. Auch ist fast jede Farbe bei den Chillies möglich, daher stammt auch die Bezeichnung „Bunte Peperoni". Im Handel findet man auch die Bezeichnungen „mild", „feurig", „scharf" oder „mundgerecht". Chillies und Cayennepfeffer werden auch gepulvert verkauft.

Wie schmecken Peperoni, Chillies, Cayennepfeffer?

Von mild über scharf bis hin zu feurig-scharf ist alles drin. Manche sind so mild, dass man sie als Gemüse zubereiten oder auch roh essen kann, andere sind so scharf, dass man von ihnen nur wenige Milligramm verwenden darf, um ein Gericht nicht zu überwürzen.

Was ist drin?
Welche Wirkungen sind zu erwarten?

Scharfstoffe sind enthalten, Carotinoide, Vitamin C, fettes Öl und Zucker. Die Schärfe kann – in richtiger Dosierung – die Vitalität fördern und vor allem bei älteren Menschen zu einer Belebung und erhöhten Erlebnisfähigkeit führen. Auf Haut und Schleimhäuten steigern Scharfstoffe die Durchblutung. Zwar ist die Furcht, durch scharfes Würzen von Speisen Magen oder Niere zu schädigen, noch nicht ausgerottet. Dennoch gilt es heute als überholt, alten Menschen oder auch Magenkranken eine milde, in der Regel langweilige „Schonkost" zu verpassen. Manche Patienten mit Magenbeschwerden loben die „Scharfen" in mäßiger Dosierung sogar. Es ist auch nachgewiesen worden, dass sie die Säureproduktion nicht über das normale Maß hinaus erhöhen; es darf sogar das Gegenteil angenommen werden. Die Durchblutungsförderung im Magen ist sogar heilungsfördernd.

Tipps für die Küche

Peperoni, Chillies und Cayennepfeffer beleben viele Gerichte durch ihre Würze. Peperoni kann man zum Beispiel zu Käse essen, in Reis mitkochen, Eintöpfen beigeben, auf die Pizza legen. Peperoni milder Art passt sogar in den Sud von Kochfisch. Auch lassen sich Peperoni statt Kapern für Königsberger Klopse gebrauchen. Chillies und Cayennepfeffer eignen sich für alle Gerichte, für die auch scharfer Paprika gebraucht wird, wie Eintöpfe, Gulasch, Balkanspezialitäten, zur Herstellung scharfer Flüssiggewürze (Tabasco). Das Gewürz passt auch zu Bohnengemüse, Blumenkohl, Spinat und Linsen. Fetter Braten von Ente oder Gans, Schwein oder Masthuhn werden durch Chillies bekömmlicher. In Thailand stellt man aus Chillies eine feuerrote Paste her, die auch Essig und Öl enthält, wodurch die Schärfe wohltuend gemildert wird.

In dieser Paste, die auch zu kaltem Fleisch und Fisch vorzüglich schmeckt, sind außerdem Zucker, Kurkuma, Galgant und viel Knoblauch enthalten.

Für die, die gern scharf essen, hier ein besonderes Rezept von **Chili con Carne**:

Zutaten: 250 Gramm rote Bohnen, 1 Liter Wasser, 1 Esslöffel Olivenöl, 20 Gramm Margarine, 500 Gramm Kalbsbrust (es kann auch Rindfleisch sein), 1 Zwiebel, 1 Teelöffel Salz, 1/4 Teelöffel Pfeffer, 1 Teelöffel gemahlene Chillies, 1 Teelöffel scharfer Paprika der Sorte 6 „Rosen", 250 Gramm gehäutete Tomaten, evtl. zum Binden 1 Teelöffel Speisestärke.

So wird's gemacht: Die Bohnen über Nacht im Wasser quellen lassen und im Einweichwasser weichkochen. Das Fett in einer großen Pfanne erhitzen. Das gewürfelte Fleisch rundherum scharf anbraten, gewürfelte Zwiebeln dazugeben, glasig dünsten. Danach Fleisch und Zwiebeln zu den Bohnen geben, mit Salz, Pfeffer, Chillies und Paprika würzen und 60 Minuten lang kochen. Geachtelte Tomaten hinzufügen und noch einmal 30 Minuten lang kochen lassen. Abschmecken! Wenn zu mild geraten, noch Chilliepulver drunterrühren. Evtl. mit Speisestärke abbinden.

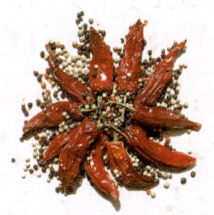

Senf

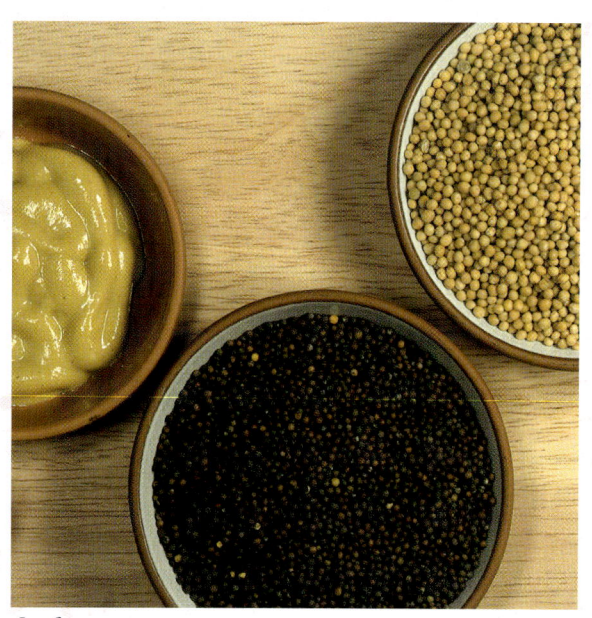
Senf

Wer von Senf spricht, kann sowohl die weißen oder schwarzen Senfkörner meinen als auch den pastenartigen Speisesenf aus Glas oder Tube. Es gibt Menschen, vor allem auch Kinder, die gern am Senfglas „naschen" – vielleicht gehören Sie auch dazu?

Wo und wie wächst Senf?

Welche Pflanzenteile werden verwendet?

Die Pflanze, deren reife Samen wir als Senfkörner ernten, ist ein im Mittelmeerraum heimischer Kreuzblütler, wird heute aber weltweit kultiviert. Schwarze und weiße Senfkörner stammen dabei von unterschiedlichen, aber eng verwandten Pflanzen. Eine in Osteuropa und Ostasien angebaute Pflanze liefert die sogenannten Sarepta-Senfkörner, die farblich und geschmacklich in der Mitte zwischen den weißen und schwarzen Senfkörnern liegen. Die reifen Samen werden getrocknet und dann in den Handel gebracht.

Die Herstellung von Speisesenf ist keine Errungenschaft unserer Zeit. Schon vor mehr als 2000 Jahren wusste man, dass aus den geruchlosen Senfkörnern ein scharfes Produkt entsteht, wenn man es der Fermentation unterwirft.

Das Prinzip der Herstellung aller Senfspezialitäten ist in den Grundformen immer dasselbe: Die reifen Samen werden zermahlen, gelegentlich vom fetten Öl befreit, mit Wasser, Essig und/oder Wein vermischt. Je nach Rezept werden auch Kräuter, Gewürze oder Zucker zugesetzt. Zum Abschluss wird erhitzt, um das Enzym, das die Umwandlung der Senfölverbindungen bewirkt, zu inaktivieren. Dann wird das Produkt sehr fein zermahlen und in Tuben oder Gläsern abgefüllt.

Einkaufstipps

Speisesenf gibt es in mehr als hundert unterschiedlichen Zubereitungen im Handel. Hier entscheiden allein die geschmacklichen Vorlieben sowie die geplante Verwendung.

Wie schmeckt Senf?

In unzerkleinertem Zustand sind Senfkörner fast geruchlos und auch fast ohne Geschmack. Erst nach dem Zerdrücken und Befeuchten mit Wasser entwickeln sie langsam den typischen, stechend scharfen Senfgeruch und den brennend scharfen Geschmack. Verantwortlich dafür ist ein in den Senfkörnern enthaltenes Enzym, das unter Einwirkung von Feuchtigkeit die Senfölverbindungen aufspaltet. Speisesenf gibt es in zahlreichen Varianten. Zwischen dem süßen Weißwurstsenf in unterschiedlichen Süßegraden bis zum extrascharfen Löwensenf liegen unzählige milde, mittelscharfe und aromatische Speisesenfzubereitungen.

Was ist drin im Senf?

Welche Wirkungen sind zu erwarten?

Die in den Samen enthaltenen Senfölverbindungen und deren Spaltprodukte wirken verdauungsfördernd und beleben den Kreislauf. Weiße Senfkörner, ganz oder zerkaut eingenommen, unterstützen die Funktion der Verdauungsorgane, machen fette Speisen bekömmlicher und regen den Stuhlgang an. Wer unter Appetitlosigkeit leidet, sollte etwa eine halbe Stunde vor den Mahlzeiten einen Teelöffel voll weiße Senfkörner einnehmen oder einen Teelöffel mittelscharfen oder milden Speisesenf. Kinder mit Verdauungsschwäche, oft „schlechte Esser", sollten zwischendurch mal am Senfglas „naschen", das stärkt den Appetit. Leider hegen vor allem ältere Menschen noch häufig das Vorurteil, Senf würde dem Magen schaden. Diese Annahme ist unbegründet. Und gerade für Senioren wäre es vorteilhaft, den Speiseplan durch Senfwürze zu bereichern.

Tipps für die Küche

Bei der Zubereitung von Senfsoßen aus schwarzen Senfkörnern ist darauf zu achten, dass anfangs die Temperatur unter 60 Grad gehalten werden muss, weil bei
höheren Hitzegraden das Enzym, das die Senfölverbindungen aufspaltet, zerstört wird. Wenn die Soße dann
den gewünschten Geschmack erreicht hat, muss sie
kurz aufgekocht werden. Ansonsten würde sie von
Minute zu Minute schärfer.

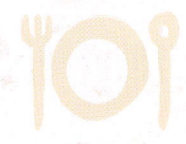

Schwarze oder weiße Senfkörner sind als Einmachgewürz besonders für Gurken und Sauerfrüchte sehr
beliebt. Man verwendet die Körner ganz. Zerdrückte
Körner machen Suppen, Eintöpfe, Bohnen- und Kraut-
gerichte schmackhaft und bekömmlich. Die Schärfe
kann man selbst bestimmen. In den genannten Gerichten „duldet" Senf auch die üblichen Gewürze, wie
Kümmel im Kraut, Bohnenkraut in Hülsenfruchtgerichten, Beifuß in Braten oder Dill in Fischsoßen. Senfkörner „zerschlagen" keine anderen Gewürze.
Zur Weißwurst darf der süße Weißwurstsenf nicht feh-
len. Manche Arten sind so süß, dass man sich anfangs
kaum vorstellen kann, sie zu verzehren. Doch zusammen mit der Weißwurst entwickeln sie einen ausge-
sprochenen Wohlgeschmack. Wiener Würstchen serviert man mit Speisesenf, der nicht süß sein darf. Allgemein ist Speisesenf ein Gewürz für fette Gerichte:
fette Braten, fette Würste, kalt oder warm serviert,
sowie fetter Käse verlangen nach Senf. Man kann den
Senf auch bereits bei der Zubereitung der Gerichte mit
einbeziehen, als Senfsoße oder „Senfmantel". Der mittelscharfe Speisesenf erobert sich in zunehmendem
Maße die Salatküche.

Curry

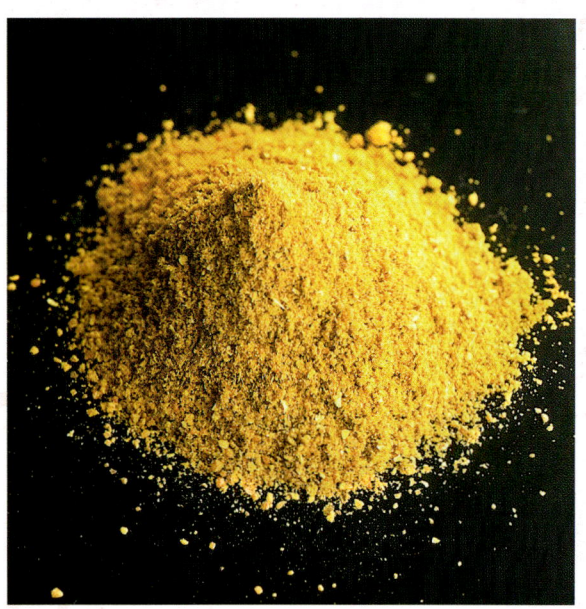

Curry

Curry spielt unter den Gewürzen eine Sonderrolle: Es handelt sich nicht um ein Einzelgewürz (auch wenn es noch immer Menschen geben soll, die an einen „Currybaum" glauben), sondern um eine Gewürzmischung oder Gewürzzubereitung. Vor allem aus indischen und ostasiatischen Gerichten ist Curry nicht wegzudenken. In Indien ist die Bezeichnung „Curry" ein Sammelbegriff für alle scharf gewürzten Gerichte. Auf einem indischen Wochenmarkt wird man auch kein Curry kaufen können, dafür aber mehr als 50 Einzelgewürze, die die indische Hausfrau einkauft, um ihr spezielles Curry(gericht) zuzubereiten. Dabei richtet sie sich nicht nur nach den Bestandteilen des Gerichtes (Hammel, Fisch, Gemüse), sondern auch nach dem Gesundheitszustand ihrer Familie.

Weil wir Europäer die Schärfe der in Asien verwendeten Currymischungen nicht so gut vertragen, haben wir Zuflucht zu milderen Currypulvern genommen, die aus 12 bis 20 verschiedenen Gewürzen bestehen, oder auch zu Gewürzzubereitungen, die neben den Gewürzen noch bis zu 5 % Kochsalz oder bis zu 10 % Leguminosenfruchtmehl, hauptsächlich Bockshornkleesamen, enthalten.

Welche Gewürze nun in Currymischungen drin sein müssen und in welcher Menge, ist nicht allgemein anzugeben. Auf alle Fälle gehört immer Curcuma dazu; zumeist auch Koriander, Kardamom, Ingwer, Kümmel oder Kreuzkümmel, Muskatblüte, Nelken, Zimt, Pfeffer, Piment, Chili, Paprika und Senfkörner. Da man im Gewürzhandel alle diese Stoffe bekommt, in ganz besonderer Qualität natürlich in der Apotheke, kann man sich sein Curry mühelos selbst herstellen.

Hier ein Rezept für eine **Currymischung**, die relativ mild ist, jedoch durch Zufügen mehr oder weniger großer Mengen von Chili auch schärfer zubereitet werden kann.

Curcuma 30 g
Rosenpaprika 15 g
Koriander 10 g
Schwarzer Senf 10 g
Schwarzer Pfeffer 10 g
Ingwer 6 g
Galgant 5 g
Nelken 3 g
Zimt 3 g
Muskatblüte 3 g
Piment 3 g
Kardamom 3 g
Kümmel 2 g

Alle Bestandteile unzerkleinert einkaufen (außer Curcuma, das als Pulver bezogen werden kann). Die Gewürze sehr fein zerstoßen und anschließend mahlen, durch ein feines Sieb geben und nach gründlichem Durchmischen in getönten, gut schließenden Glasgefäßen aufbewahren. Die Mischung bleibt etwa ein halbes Jahr lang frisch.

Einkaufstipps

Auch wenn wir es im Handel sehen: Original indisches Currypulver kann eigentlich gar nicht angeboten werden, weil es das in Indien nicht gibt. In Indien für den Export hergestellte Handelssorten sind der „Bengal-Curry" oder auch einfach „Indischer Curry". Diese Mischungen wurden seinerzeit nach dem Geschmack der englischen Kolonialherren komponiert. Etwas schärfer ist der Java-Curry. Die mildesten Sorten sind bei uns die Zubereitungen, die den erlaubten Gehalt an Leguminosenfruchtmehl voll ausschöpfen. Und da es sich dabei meist um Bockshornkleesamenmehl handelt, riechen unsere Curry-Zubereitungen alle sehr ähnlich.

Was ist drin im Curry?

Welche Wirkungen sind zu erwarten?

Die vielen aufgezählten Gewürze, die meist ätherische Öle enthalten, haben einen eindeutigen gesundheitlichen Nutzen: In erster Linie sind sie verdauungsfördernd, vitalitätssteigernd und dazu keimtötend. Das heißt: Curry unterstützt die Verdauungsorgane und die Esslust, Curry macht vital, aktiviert die Leber und verhütet Darminfektionen und Blähungen.

Tipps für die Küche

Alles, was fett, schwerverdaulich und blähungstreibend ist, kann durch Curry bekömmlicher werden. Doch allein auch des Wohlgeschmackes wegen gibt man Curry zu Fleischgerichten, besonders Lamm und Geflügel, zu Fisch, zu Gemüse- oder Fleischeintöpfen, zu Gulasch, Eierspeisen, Reis und auch Käse.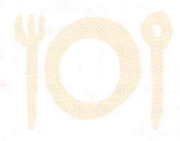
Die Menge hängt in erster Linie von der Schärfe der Mischung ab und natürlich vom persönlichen Geschmack. Hier schafft anfangs nur ein Experiment Klarheit:

Bereiten Sie sich eine ganz normale Fleischbrühe, ohne sie zu würzen. Dann geben Sie pro halbem Liter einen gestrichenen Teelöffel der Currymischung hinzu und kochen einmal kurz auf. Nach dem Abkühlen wird probiert. Je nachdem, ob die Würze zu wenig oder zu viel ist, ändern Sie die Dosis nach Ihrem Geschmack.

Eine weitere Test-Möglichkeit:
Kochen Sie sich eine Portion Reis, wie Sie es gewöhnt sind. Rühren Sie einen Teelöffel voll Currymischung darunter und übergießen Sie das Gericht mit etwas brauner Butter.
Oder: Versetzen Sie eine Portion Kartoffelsalat mit einem halben Teelöffel Curry und prüfen Sie den Geschmack.

Rezept für eine **Curry-Soße** zu Aufschnitt, kaltem Braten und Schnittkäse:
Zu Magerquark soviel Sahne geben, dass die Mischung dickflüssig ist. Mit Pfeffer und Salz abschmecken, dann so viel Currypulver hinzufügen, dass man auf der Zunge deutlich ein scharfes Brennen verspürt. Einige Kapern machen die Soße erfrischend und leicht säuerlich.

Rosmarin

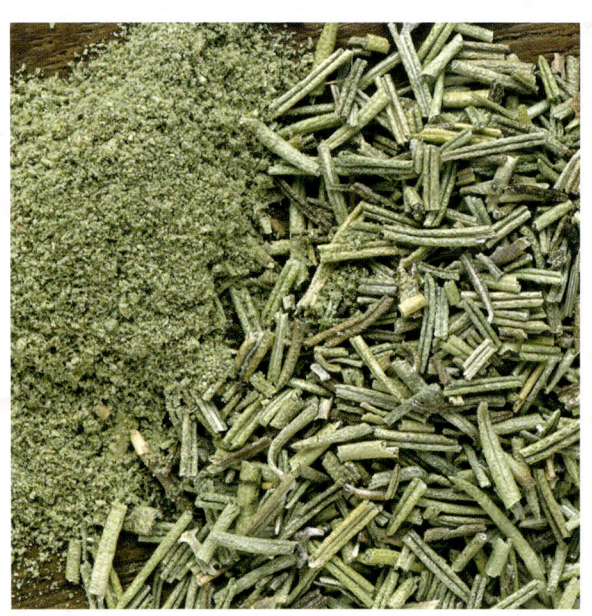

Mit Rosmarin richtig umzugehen, ist nicht ganz einfach. Auf dem Weg zum Erfolg, zu einem besonders gut schmeckenden Gemüseein-topf, einem mit Rosmarin gewürzten Fisch oder Braten, kann man eine Menge Fehler machen. Gewusst wie, hat man jedoch viel Freude an dieser so schmackhaften und gesunden Würze.

Rosmarin

Wo und wie wächst Rosmarin?

Rosmarin ist im Mittelmeerraum heimisch. Er wächst als immergrüner, dichtverzweigter Halbstrauch und besitzt ledrige, längliche Blätter, die auf der unteren Seite graufilzig behaart und am Rand eingerollt sind. In den Monaten Mai, Juni und Juli blüht der Rosmarin. Die meist bläulich-violetten Lippenblüten werden fleißig von Bienen besucht, weil diese in den Blüten sehr viel Nektar finden. Zusammen mit anderen Würz-pflanzen brachten die Benediktiner-Mönche Rosmarin über die Alpen. Weil der Strauch ziemlich empfindlich gegenüber Kälte ist, ist es nur in Gegenden mit Wein-bauklima möglich, Rosmarin in Gärten zu halten. Ansonsten kann man ihn in Blumentöpfen ziehen, was auch in Oberbayern üblich ist, wo man Rosmarin als

Brautstrauß verwendet. Um duftende und wertvolle Ware zu erhalten, muss man die Blätter vor der Blütezeit ernten und sie schnell trocknen. Um das ätherische Öl zu schonen, dürfen die Temperaturen beim Trockenvorgang nicht höher liegen als 35 Grad Celsius. In einer Menge von 1 bis 2,5 % ist das ätherische Öl in den Blättern enthalten. Die Zusammensetzung ist abhängig vom Herkunftsland und/oder dem Entwicklungszustand vor der Ernte.

Der arzneilich verwendete Rosmarin und der Gewürzrosmarin stammen heutzutage aus Kulturen in Spanien, Marokko, Jugoslawien und Tunesien.

Wie schmeckt Rosmarin?

Aromatisch-herb-würzig, so lässt sich der Geschmack von Rosmarin beschreiben. Sofern man nicht überwürzt, lassen sich alle Speisen mit Rosmarin sehr vorteilhaft abrunden.

Tipps für den Einkauf

Wer gute Ware haben möchte, sollte Rosmarin in der Apotheke kaufen. Selbstverständlich sollte ein so duftendes Gewürz wie Rosmarin in gut verschlossenen Gefäßen und lichtgeschützt aufbewahrt werden.

Was ist drin in Rosmarin?

Welche Wirkungen sind zu erwarten?

Rosmarinblätter enthalten ein aromatisches ätherisches Öl, das eine Reihe gesundheitsfördernder Eigenschaften besitzt. Die Wirksamkeit überzeugt sogar Schulmediziner, sodass Rosmarin in Deutschland eine amtlich anerkannte Heilpflanze ist. Einsatzgebiete sind Magen-Darm-Beschwerden wie Völlegefühl, Blähungen und sogar leichte krampfartige Magen-, Darm- und Gallestörungen, außerdem aktiviert das ätherische Öl im Rosmarin den Kreislauf. Äußerlich angewendet steigert Rosmarin die Durchblutung.

Tipps für die Küche

Wichtigstes Gebot: Rosmarin darf man durchaus schmecken, doch soll er als Gewürz nicht dominieren. „Die Hälfte reicht zumeist immer noch aus", sagte einmal ein Meisterkoch zu seinen Schülern.

Will man Rosmarin als Pulver verwenden, zum Beispiel zum Würzen von Soßen, so sollte man das Pulverisieren vor der Verwendung frisch vornehmen. Das will gekonnt sein, denn die Mittelrippe des eingerollten Rosmarinblattes leistet beim Pulverisieren energischen Widerstand. Leichter geht es in einer angerauten Reibschale. Wer ein wenig Salz mit verwendet, schafft eher ein feines Würzpulver. Wer Eintöpfe mit Rosmarin würzen, aber beim Essen nicht auf Rosmarinstückchen beißen will, kann die Kräuter in ein Säckchen einbinden. Solch ein Kräutersäckchen eignet sich auch für Kümmel, Anis, Fenchel und Wacholder. Während des Kochens das Säckchen häufiger an eine andere Stelle legen und das Gericht öfter gut durchrühren.

Rosmarin passt zu allen Gemüsesuppen, Gemüse- und Fleischeintöpfen, zu den verschiedensten Braten, zu Geflügel, zu Innereien, zu Pilzen und auch zu Fisch. Bestens ergänzt wird Rosmarin durch Thymian – vorzüglich geeignet zum Würzen von Weich- und Schnittkäse. Auch scharfer Paprika und Cayenne passen dazu.

Hier noch zwei Rezepte, eins für die Herstellung eines verdauungsfördernden und kreislaufaktivierenden Weines, das zweite für ein Hackfleischgericht.

Rosmarinwein: Man versetzt einen Liter trockenen Weißwein gehobener Qualität mit 40 Gramm frisch zerriebenen Rosmarinblättern und lässt den Ansatz 10 Tage lang an einem kühlen Ort ziehen. Dann wird abgeseiht und der Wein noch einmal 3 Tage zum Klären beiseite gestellt. Nach dem Filtrieren ist der Rosmarinwein gebrauchsfertig. Er soll zu oder nach den Mahlzeiten genommen werden. Ein Portweinglas voll ist die rechte Dosierung.

Für das **Hackfleischgericht** werden folgende Zutaten benötigt: 3 Esslöffel Olivenöl, 50 Gramm durchwachsener Speck, 250 Gramm gemischtes Hackfleisch, 1 Zwiebel, 1 rote und 1 grüne Paprikaschote, 1 mittelgroßer Bleichsellerie, 2 bis 3 Knoblauchzehen, 1 Teelöffel Salz, 2 Esslöffel Tomatenmark, 1/2 Tasse Rotwein, 1/2 Liter Fleischbrühe, je 1 Teelöffel frisch zerriebener Thymian und Rosmarin, 1/2 Teelöffel frisch gemahlener weißer Pfeffer, 1 Tasse Sahne, 1 Bund Petersilie, geriebener Parmesankäse.

Zubereitung: Olivenöl erhitzen, den fein gewürfelten Speck darin auslassen. Hackfleisch zugeben und „Farbe annehmen lassen". Zwiebeln, Paprika, Sellerie, klein geschnitten, und Knoblauch, mit Salz zerrieben, zum Hackfleisch geben und kurz „mitschwitzen". Tomatenmark unterrühren, mit Rotwein und Fleischbrühe auffüllen. Thymian-Rosmarin-Mischung sowie den gemahlenen Pfeffer zufügen. Das Ganze etwa 25 Minuten köcheln. Vor dem Servieren wird die gehackte Petersilie hinzugefügt, die Sahne untergezogen und das Gericht mit Parmesan bestreut.

Lorbeerblätter

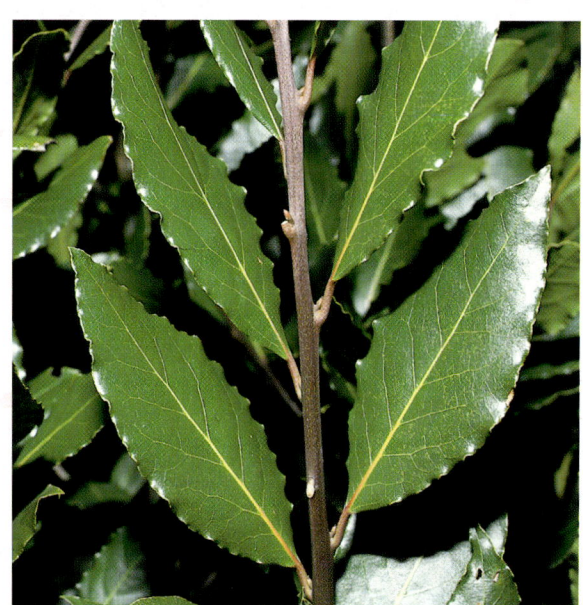

Lorbeerblätter

Lorbeerblätter werden bei uns häufig lieblos behandelt: Sie liegen unverpackt im Gewürzschrank herum, ganz oder zerbrochen, oder stecken sogar in einem Gefäß, in dem vorher andere Gewürze aufbewahrt wurden. Und doch nimmt das Lorbeerblatt diese Behandlung nicht sonderlich krumm. Es ist so robust, dass es seinen Duft und Geschmack behält, ja sogar ohne den Duft daneben gelagerter Gewürze anzunehmen. Lorbeerblätter vertragen so gar eine ganze Menge „Küchendunst", ohne dass sie „muffig" werden. Trotzdem sollten wir natürlich das vielseitig verwendbare Lorbeerblatt in der Küche eher liebevoll behandeln.

Wo und wie wächst Lorbeer?

Der Lorbeerbaum, in dessen Pflanzenfamilie wir auch den Avocadobaum, den Campher- und den Zimtbaum finden, hatte seine Heimat ursprünglich in Kleinasien. Heute wächst er sowohl wild als auch in Kulturen im ganzen Mittelmeerraum, in subtropischen Gebieten Russlands, in Mittel- und Südamerika. Der Baum ist ein stattliches Gewächs und kann bis über 10 Meter hoch und über 100 Jahre alt werden. Ende April blühen die weißlichen Blüten auf, nach der Befruchtung reifen eiförmige Beeren heran, die in reifem Zustand schwarz gefärbt sind. Die als Gewürz verwendeten Blätter sind die vorsichtig getrockneten, in jungem, doch voll entwickeltem Zustand geernteten Laubblätter. Sie sind länglich, etwa 8 bis 10 Zentimeter lang und drei Zentimeter breit. Sie sitzen an einem kurzen Blattstiel und laufen in eine kurze Spitze aus. Auf der Blattfläche kann man, im Gegenlicht mit einer Lupe betrachtet, kleine Drüsen betrachten, die das ätherische Öl enthalten.

Auch die getrockneten Früchte hat man früher als Würze verwendet, man findet die Verwendung von Lorbeerfrüchten noch in älteren Kochbüchern.

Wie schmecken Lorbeerblätter?

Wollen Sie den Geschmack kennenlernen? Dann geben Sie ein Blatt in eine kräftige Fleischbrühe, lassen es mitkochen und nehmen es später heraus. Kosten Sie jetzt die appetitanregende, aromatisch-bittere Brühe. Nach diesem ersten Versuch werden Sie sicher in weitere Gerichte ein Lorbeerblatt geben.

Was ist drin in Lorbeerblättern?

Welche Wirkungen sind zu erwarten?

Der wichtigste Inhaltsstoff ist das ätherische Öl, auch die milden Bitterstoffe sind von Bedeutung. Sie regen den Appetit und den Fluss der Verdauungssäfte an. Leider muss auf eine Nebenwirkung hingewiesen werden: Manche Menschen reagieren auf Lorbeerwürze allergisch. Wer an sich eine Reaktion bemerkt (hauptsächlich ein juckender Nesselausschlag), der sollte Lorbeerwürze in jeder Form meiden.

Tipps für die Küche

Dort, wo noch „derbe" Hausmannskost gefragt ist, wird noch viel mit Lorbeerblättern gewürzt. Rotkohl, Sauerkraut, Kartoffel- und Gemüseeintöpfe, Linsengerichte und Gulasch werden durch Lorbeerwürze bekömmlicher und schmackhafter, doch muss man aufpassen, um nicht zu überwürzen. Lorbeerwürze eignet sich auch für Fischmarinaden, eingemachte Kürbisse, Gurken und Rote Rüben. Wild oder Soßen, die zu Wild gereicht werden, lassen sich durch Lorbeer beleben.

Das Würzen mit Lorbeerblättern geht so: Man kocht einfach ein Lorbeerblatt mit, schmeckt immer mal ab und entfernt das Blatt vor dem Servieren. Es gibt nur wenige Rezepte für vier Personen, für die man mehr als 1 Lorbeerblatt benötigt.
Die besondere Eigenschaft von Lorbeer ist, dass er andere Gewürze neben sich duldet. Das gilt ganz besonders für Wacholderbeeren, Basilikum und Bohnenkraut.

Hier ein Rezept für einen **Champignonsalat mit Lorbeerwürze**:

Man benötigt 250 Gramm frische Champignons, einen Esslöffel Öl, ein Lorbeerblatt und Salz. Für die Marinade: zwei Tomaten, eine kleine Zwiebel, zwei Esslöffel Essig, sechs Esslöffel Öl, eine Prise Zucker, eine Messerspitze Cayennepfeffer (es darf auch etwas mehr sein), zwei Messerspitzen Fleischextrakt in zwei Esslöffeln Wasser aufgelöst.

So wird's gemacht: Die Champignons werden geputzt, gewaschen und abgetrocknet. Das Öl wird erhitzt, darin werden die Champignons zusammen mit dem Lorbeerblatt gedünstet. Mit Salz abschmecken.

Für die Marinade die Tomaten schälen, fein zerhacken, Zwiebeln schälen und reiben. Zusammen mit Essig, Öl und den Gewürzen mischen, Fleischextrakt drunterrühren. Die Champignons (jetzt wird das Lorbeerblatt entfernt) mit der Marinade übergießen und mit Zwiebelringen garnieren.

Der Lorbeerkranz

Interessant ist ein Blick in die Geschichte des Lorbeer. Er war früher nicht nur ein Gewürz, sondern als „Lorbeerkranz" der Schmuck für Helden und Gelehrte. Caesar, Dante, Napoleon und Goethe, um nur einige zu nennen, ließen sich mit einem Lorbeerkranz darstellen. Heute bekommen Deutschlands Lieblingssportler ein silbernes Lorbeerblatt.

Man glaubte im Altertum fest daran, dass Lorbeer vor Blitzschlag schützt und auch, dass Lorbeer das Liebesleben günstig beeinflusst. In der Sage ist der Lorbeerbaum der Baum des Apoll. Man erzählt sich, dass Daphne, die von Apoll bedrängt wurde, ihn aber nicht erhörte, von Gäa in einen Lorbeerbaum verwandelt wurde.

Melisse

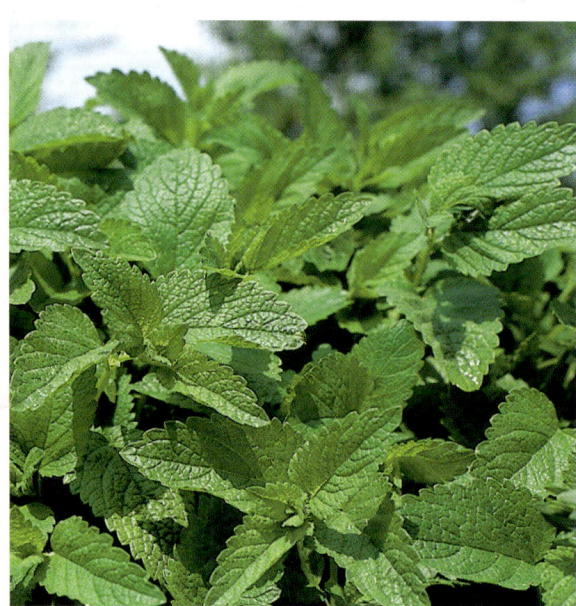

Melisse

Bei Melisse denkt man an die ausgleichende Wirkung von Melissentee oder an frische und aromatische Zitronenmelisse im Salat. Trotz ihres Wohlgeschmacks wird Melisse eher selten in der Küche verwendet. Doch es lohnt sich, die grünen Blätter, die auch im getrockneten Zustand noch zitronig und erfrischend schmecken, öfter einmal in der Küche zu benutzen. Melisse oder Zitronenmelisse – gemeint ist dieselbe Pflanze.

Wo und wie wächst Melisse?

Die Heimat der Melisse dürfte im östlichen Mittelmeergebiet und in Westasien liegen. Die heute bei uns verwendete Melisse stammt hauptsächlich aus Anbaugebieten in Süddeutschland oder den östlichen Bundesländern, aus Spanien, Bulgarien und Rumänien. Die Melisse ist eine ausdauernde, meist stark verästelte Pflanze, die 30 bis 70 cm hoch wird. Kräuterfreunde ziehen die Melisse gern im Garten, sie gedeiht auch in größeren Töpfen auf dem Balkon.

Tipp für den Gartenfreund: Man besorgt sich im zeitigen Frühjahr in der Staudengärtnerei einige Melissen„stöcke", die man in feuchten, humusreichen Boden an einem warmen Platz im Abstand von 20 bis

30 cm setzt. Etwas Mineraldünger, dazu den Boden um die Pflanze flach aufhacken, bei Trockenheit gießen – das ist alles, was man zur Pflege der Melissenpflanze im Hausgarten tun kann. Die Blätter pflückt man bei Bedarf.

Wie schmeckt Melisse?

Melisse riecht schwach würzig und schmeckt aromatisch würzig, erfrischend nach Zitrone.

Was ist drin in Melisse?

Welche Wirkungen sind zu erwarten?

Die Melisse enthält viel ätherisches Öl, das auch für die Heilwirkung der Pflanze verantwortlich ist. Melissentee wirkt gegen nervöse Magen- und Darmbeschwerden, hat krampflösende und gallebildende, also verdauungsfördernde Eigenschaften.

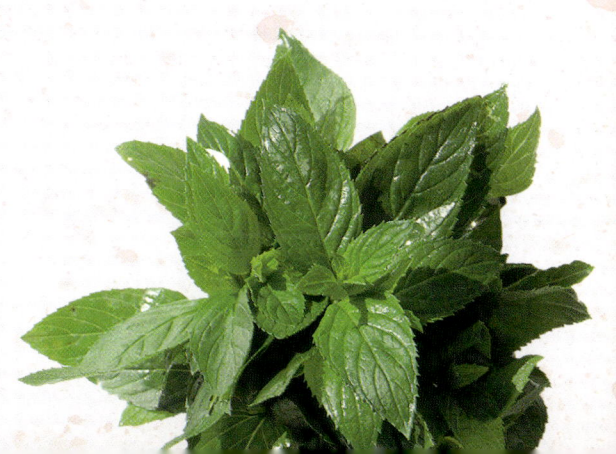

Tipps für die Küche

Salate, jede Art von Rohkost, Eintöpfe, Suppen, Soßen, Gemüse, Kohlgerichte – das alles lässt sich mit mehr oder weniger fein zerhackter Melisse würzen. Zu beachten ist, dass Melisse nicht mitgekocht werden soll! Das gehackte Kraut den Speisen also erst vor dem Servieren zufügen! Melisse würzt auch Fleischspeisen wie Kalbsragout, Hähnchen und Wild sowie Fisch. Und natürlich passt Melisse in Kräuterquark.

Hier ein Rezept für einen **Fisch in Folie** mit Melisse:

Zutaten: etwa 800 Gramm Fischfilet, etwas Salz, Saft einer halben Zitrone, 1 Stange Lauch, 1 Sträußchen Dill, 2 Zweige Zitronenmelisse, 2 Esslöffel Öl, 1 Esslöffel grüner Pfeffer, 4 dünne Scheiben gekochter Schinken, 4 Teelöffel Butter.

Zubereitung: Den Fisch in 4 gleiche Portionen teilen, mit Salz bestreuen und mit Zitronensaft beträufeln. Den Lauch gründlich waschen und in dünne Scheiben schneiden, den Dill mit dem Wiegemesser zerkleinern und die Melissenblätter in kleinfingernagelgroße Stücke zerzupfen. Die Fischstücke werden getrennt auf Alufolie gelegt, die vorher mit Öl bestrichen wurde. Darauf legt man die Lauchscheiben und streut die Kräuter darüber. Dann wird mit Schinken abgedeckt, die Folie zugefaltet und das Ganze bei 200 Grad Celsius in vorgeheiztem Backofen etwa 20 Minuten lang gegart. Als Beilagen eignen sich Rapunzel und Kartoffeln, ein trockener Frankenwein oder ein Chablis sind die richtigen Begleiter.

Pfefferminze

Pfefferminztee ist ein
beliebtes Getränk,
das keinesfalls nur wegen
seiner Heilwirkung getrunken
wird. Pfefferminze kennen wir
als Aroma in Bonbons,
Kaugummi, als Füllung
von Schokolade.
Beliebt ist auch ein Zweig
Pfefferminze zur Dekoration
von Süßspeisen
und Getränken.

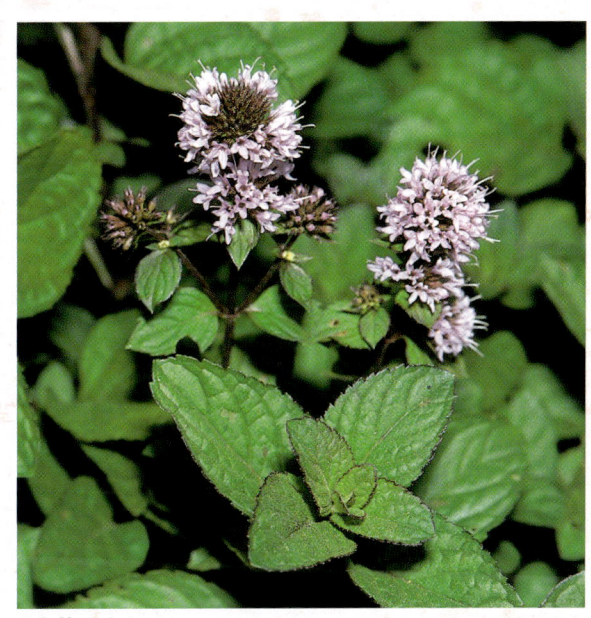

Pfefferminze

Wo und wie wächst Pfefferminze?

Die Pfefferminze ist bei uns zu Hause. Die arzneilich
und als Gewürz verwendete Pfefferminzpflanze ist eine
Kreuzung, die man bereits seit dem 17. Jahrhundert als
Bastard züchtet. Das heißt, sie wird ausschließlich über
Ableger vermehrt. Wer sie im eigenen Garten anbaut,
sollte die Pflanze alle drei Jahre umsetzen, um Rück-
kreuzungen zu vermeiden und gute Ernten zu erzielen.
Die Handelsware stammt aus Kulturen in Süddeutschland, aus Griechenland, Spanien und verschiedenen
Balkanländern. Geerntet werden die ganzen Blätter,
und zwar frisch für den täglichen Bedarf und kurz vor
der Blüte den Vorrat, der getrocknet werden soll. Das
Trocknen soll an einem luftigen Ort erfolgen oder im
geöffneten Backofen bei 30 bis 35 Grad Celsius.

Tipp für den Gartenfreund: Man besorgt sich einige Ausläufer älterer, gesunder Pflanzen, die man im Frühjahr im Abstand von 20 cm in humusreichen Boden in eine etwa 5 cm tiefe Rinne setzt. Wichtig ist, dass diese Ableger vor dem Verpflanzen zwei Stunden im Wasser gelegen haben. Anfangs muss man die Setzlinge täglich gießen, damit sie schnell anwachsen. Auch später ist Gießen vorteilhaft, um die Pflanze gut gedeihen zu lassen. Gelegentliches Aufhacken des Bodens, Unkrautjäten und Kompostdüngung sind schon alle Pflegemaßnahmen, die die Pfefferminze benötigt. Im Winter deckt man die Pflanze mit Fichtenreisig ab, um sie vor Kälte zu schützen.

Die Minze als Würzkraut muss nicht unbedingt die arzneilich genutzte Pfefferminze sein. Würzfreunde versuchen auch die bei uns wildwachsenden Minzen oder die Krauseminze, die kein Menthol enthält und sich durch den typischen „Kaugummi-Geschmack" (Spearmint) auszeichnet.

Wie schmeckt Minze?

Den Geschmack von Pfefferminze kennt eigentlich jeder: Minze riecht und schmeckt sehr intensiv aromatisch, je nach Mentholgehalt ist sie im Geschmack auch „kühlend".

Einkaufstipps

Wer getrocknete Pfefferminze einkauft, sollte die ganzen Blätter wählen und diese vor der Verwendung in der Hand zerreiben.

Was ist drin in Pfefferminze?

Welche Wirkungen sind zu erwarten?

Man trinkt Pfefferminztee, wenn es im Bauch „rumort", wenn man Magenbeschwerden hat oder der Appetit gestört ist. Damit liegt man richtig. Denn das in der Pfefferminze enthaltene ätherische Öl, das hauptsächlich Menthol enthält, wirkt wohltuend bei Magen-, Darm-, Leber und Gallebeschwerden. Auch wer nach den Mahlzeiten unter Blähungen leidet, sollte Minze als Gewürz verwenden.

Tipps für die Küche

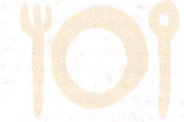

Obst-, Gemüse- und Gurkensalat lässt sich mit Pfefferminze würzen, außerdem passt das Kraut zu gekochtem Fisch, Kalb-, Hammel- und Lammfleisch, Karotten und Erbsen sowie zu allen Cocktails. Getrocknet passt Pfefferminze auch zu Bratkartoffeln.

Zum Ausprobieren hier ein Rezept für einen **Gurkensalat mit Schafskäse:**

Zutaten: 1 Salatgurke, 1 Sträußchen frische Pfefferminze, 50 ml Speiseöl, etwa ebensoviel Zitronensaft, jeweils 1/2 Teelöffel Salz und grob gemahlenen schwarzen Pfeffer, 200 Gramm Schafskäse.

Zubereitung: Nach dem Waschen wird die Gurke mit Schale in dünne Scheiben geschnitten, die ebenfalls gewaschene Pfefferminze fein gehackt, der Schafskäse zerbröckelt oder in kleine Würfel geschnitten. Alles wird gut gemischt und mit dem Öl, dem Zitronensaft, etwas Salz und Pfeffer versetzt und noch einmal vorsichtig gemischt. Dazu passen Weißbrotscheiben und ein leichter Landrotwein.

Thymian und Quendel

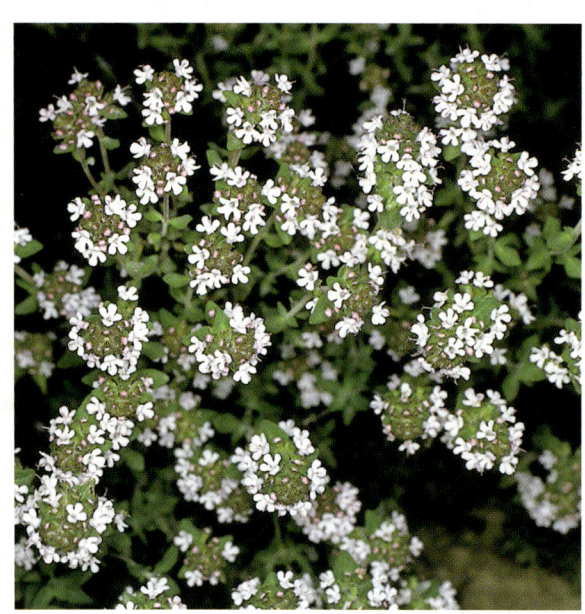

Thymian

Thymian ist für uns das typische Mittelmeergewürz. Quendel, auch Feldthymian genannt, ist auch nördlich der Alpen zu Hause und in seinen Inhaltsstoffen und im Geschmack mit dem Mittel-meer-Thymian vergleichbar. Beide Kräuter sind gleicher-maßen gesund, weil sie die Verdauung fetter Speisen fördern.

Wo und wie wachsen Thymian und Quendel?

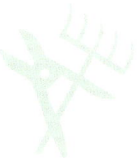

Thymian stammt aus dem Mittelmeerraum und wird heute in Kulturen gezogen.

Tipp für den Gartenfreund: Wer sich seinen Thymian in den Garten holen will, muss sich eine winterharte Zuchtform besorgen. Man bekommt ihn unter der Bezeichnung Winterthymian in Staudengärtnereien. Die Setzlinge werden Ende Mai ausgepflanzt. Thymian ist nicht besonders anspruchsvoll. Er wächst auf trocke-nen Böden in sonniger, warmer, möglichst windge-schützter Lage. Wichtig ist, die Stauden spätestens alle vier Jahre zu erneuern, damit das Aroma nicht nachlässt. Jäten und Aufhacken des Bodens um die Pflanzen herum sind die einzigen Pflegemaßnahmen, die der Thymian braucht. Die erste Ernte erfolgt kurz vor dem Aufblühen, der Nachschnitt im September. Man schneidet die Triebe kurz über dem Erdboden ab und trocknet sie gebündelt an der Luft. Danach werden die Blätter und Blüten abgerebelt und in gut schließenden, getönten Gläsern licht- und feuchtigkeitsgeschützt aufbewahrt.

Quendel wächst wild an trockenen, steinigen Stellen, an Böschungen und Wegrändern, auf trockenen, sonnigen Waldwiesen, an Waldrändern, ja sogar auf Felsen und Mauern. Oft ist die Pflanze spärlich und klein, mitunter bildet sie auch üppige Rasen. Quendel ist ein Halbstrauch von sehr unterschiedlicher Gestalt. Zumeist entwickelt er aus einem dünnen, verholzten Wurzelstoff zahlreiche, niederliegende, etwa 10 bis 15 cm lange runde oder kantige, kahle oder behaarte Stängel, die mit kurzgestielten Blättchen besetzt sind. Die Blüten sind rosarot und stehen in kurzen Ähren angeordnet an den Stängelspitzen. Die Blütezeit fällt in die Monate Mai bis August. Man sammelt das blühende Kraut ohne die Wurzeln, hängt es gebündelt an einem luftigen, schattigen Ort auf, um es zu trocknen. Nach dem Trocknen rebelt man die Blüten und Blätter ab. Sie werden licht- und feuchtigkeitsgeschützt in gut schließenden, getönten Gefäßen aufbewahrt.

Wie schmecken Thymian und Quendel?

Thymian und Quendel würzen erfrischend aromatisch, ein „Zuviel" kann aufdringlich sein.

Was ist drin in Thymian und Quendel?

Welche Wirkung ist zu erwarten?

Beide Pflanzen enthalten ätherische Öle, Gerb- und Bitterstoffe. Die Inhaltsstoffe wirken verdauungsfördernd und blähungstreibend, aber auch hustenlösend. Bei Erkältung werden Thymian und Quendel auch als Bad oder Tee angewandt.

Tipps für die Küche

Thymian und Quendel passen besonders zu schwerverdaulichen Speisen, weil sie diese verträglicher machen. Man kann Fleischgerichte damit würzen, zum Beispiel Wild, Hackbraten und Hammel, aber auch Wurst und Salat, Bratkartoffeln, Gänseschmalz, Weich- und Hartkäse, Gemüse-Fleisch-Eintöpfe und sogar Kochfisch, wenn man ein Überwürzen vermeidet.

In Ostpommern, vermutlich auch in Polen, wo die Mastgänsezucht eine große Rolle spielt und viel Gänsefett anfällt, bereitet man sich aus rohem Gänsefett, Zwiebeln und Äpfeln durch Schaumigrühren einen Brotaufstrich, der mit sehr viel Thymian oder Quendel gewürzt sein muss. So wird die fette Köstlichkeit problemlos vertragen.

Thymian gehört zu den klassischen „fines herbes", also feinen Kräutern. Auch Kräuteressige kann man mit Thymian würzen.

Wer Thymian als zu grob und aufdringlich empfindet, sollte ein wenig experimentieren. Für das Experiment eignen sich Quark oder Weichkäse. Man verreibt in einer Reibschale etwas getrockneten Thymian mit wenig Salz zu einem feinen Pulver. Damit würzt man den Quark bzw. Käse. Zunächst äußerst sparsam, bis man die Menge herausgefunden hat, die der ganz persönlichen Geschmacksvorstellung entspricht. Hat man „seine" Dosis gefunden, so lässt sich diese auf andere Gerichte übertragen.

Hier noch ein Rezept für **Thymiankartoffeln** – Sie können aber genauso Quendel verwenden.

Etwa 500 Gramm sehr kleine Kartoffeln waschen und in Salzwasser garkochen. Nach dem Abkühlen pellen. In einer Pfanne lässt man etwa 40 Gramm Butterschmalz aufschäumen und brät die Kartoffeln darin goldgelb. Dann gibt man 2 bis 3 Esslöffel voll zerriebenen Thymian oder Quendel dazu und schwenkt im Bratfett durch. Man kann noch Salz oder Pfeffer hinzufügen. Die Thymiankartoffeln passen besonders gut als Beilage zu Schweinefilets.

Beifuß und Wermut

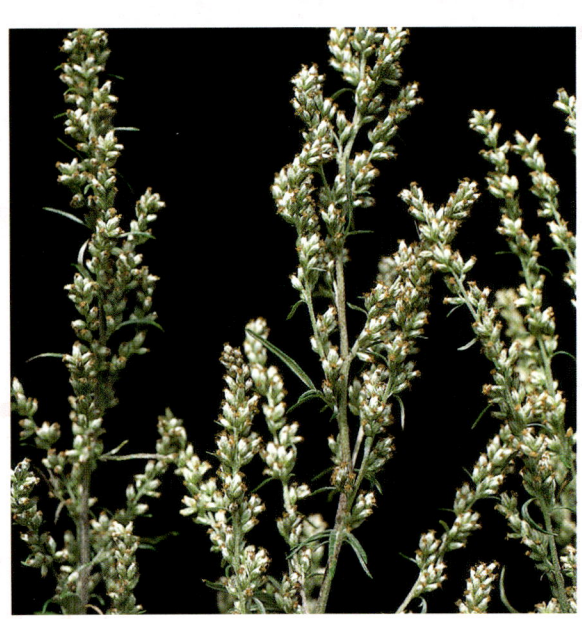

Beifuß

„Damit man Fettes gut verdaut, schenkte uns Gott das Beifußkraut." Dieser Reim aus einem alten Kochbuch spricht für sich.
Beifuß ist aufgrund seines aromatisch-bitteren Geschmacks eine Verdauungshilfe. Wermut ist der „bittere" Bruder des Beifußkrauts – auch er unterstützt die Verdauung. Zum Würzen ist der weniger bittere Beifuß besser geeignet.

Wo und wie wachsen Beifuß und Wermut?

Beifuß wächst auf Schutthalden, an Wegrändern, Böschungen und Ufern, am Rand von Getreidefeldern, an Zäunen und Hecken. Die Pflanze ist ausdauernd und wird bis zu 1 1/2 Metern hoch. Die unten verholzten, oft bräunlich angelaufenen Stängel tragen die Blätter, die auf der Oberseite kahl und dunkelgrün, auf der Unterseite mehr oder weniger weißfilzig und an den Rändern umgeschlagen sind. Im oberen Teil der rispenähnlichen Stängel findet man von Juni bis September graue, behaarte Blütenköpfchen mit gelben oder rötlichen Einzelblütchen, die ähren- oder traubenartig angeordnet sind.

Die Beifuß- und die Wermutpflanze sind sich ziemlich ähnlich. Eine Verwechslung ist ungefährlich, es sei denn, man mag den bitteren Geschmack des Wermut nicht. Die wichtigsten Unterscheidungsmerkmale: Wermut ist zumeist kleiner, hat seidig-filzig behaarte Stängel und Blätter und kugelige gelbe Blütenköpfchen.

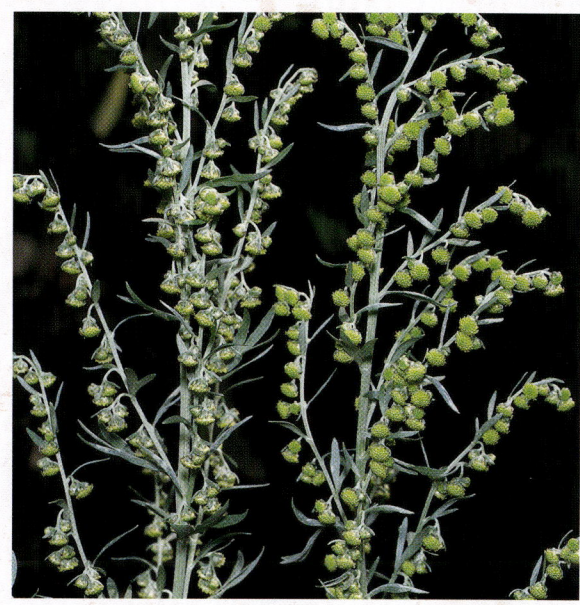
Wermut

Tipp für Hobbygärtner: Wer einen eigenen Würzgarten hat, sollte dort auch dem Beifuß ein Plätzchen einräumen. Man gräbt sich eine Staude aus der freien Natur aus und setzt sie im Garten in lockeren Boden. Da die Pflanze ausdauernd ist, braucht man sich nicht mehr um sie zu kümmern. Sie übersteht den Winter, erträgt auch im Sommer trockne Perioden und kann frisch zu jeder Zeit verwendet werden. Wer Beifuß trocknen möchte, kann die Blätter und die oberen Triebspitzen mit den Blütenköpfchen im August abschneiden und gebündelt an einem luftigen Ort zum Trocknen aufhängen. Bei Bedarf wird der Beifuß dann gepulvert bzw. einfach zwischen den Fingern zerrieben.

Wie schmeckt Beifuß?

Herbwürzig und aromatisch bitter schmeckt der Beifuß, aber nicht so intensiv bitter wie der Wermut.

Was ist drin in Beifuß und Wermut?

Welche Wirkungen sind zu erwarten?

Beifuß und Wermut enthalten Bitterstoffe, die bei Magen-Darm-Störungen, Appetitlosigkeit und Verdauungsschwäche gute Hilfe leisten. Wer die arzneiliche Wirkung in Anspruch nehmen möchte, sollte Wermut bevorzugen. Zwar spielte Beifuß früher in der Volksmedizin eine größere Rolle, doch die ihm zugeschriebenen Wirkungen gegen eine Vielzahl von Krankheiten haben sich mit modernen, wissenschaftlichen Methoden nicht bestätigen lassen.

Wichtiger Hinweis: Wer zu den Allergikern, besonders Pollenallergikern, gehört, wird Beifußwürze möglicherweise nicht vertragen. Auch Majoran, Thymian, Pfefferminze, Paprika, Anis, Salbei und Koriander können Allergien auslösen.

Tipps für die Küche

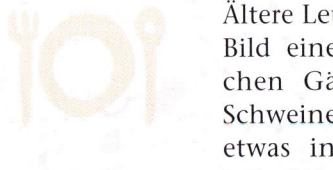

Ältere Leute verbinden mit dem Wort Beifuß sofort das Bild eines duftenden, aromatischen und bekömmlichen Gänsebratens, einer fetten Ente oder eines Schweinebratens. Bei jüngeren Leuten ist Beifuß leider etwas in Vergessenheit geraten. Dabei macht Beifußwürze alles Fette leichter verdaulich, nicht nur die genannten Braten, sondern auch fetten Fisch, fetten Käse, fette Eintöpfe, Bratkartoffeln und jede Art von Schmalz.
Hier ein Vorschlag für ein Experiment, bei dem Sie den Beifuß etwas näher kennenlernen können. Wenn das nächste Mal ein Schweinebraten auf den Tisch kommen soll, mischen Sie zu den üblichen Würzbeigaben

etwas frisch zerriebenen Beifuß (getrocknete Blütenköpfchen und die oberen Blätter) und beschnup-
pern Sie des öfteren den Braten, um den angenehmen
Duft des Beifuß kennenzulernen. Zum Nachwürzen
nach dem Servieren stellen Sie ein wenig Beifußpulver
bereit. Sie dürfen ruhig kräftig nachwürzen.
Bei Gänse- und Entenbraten hat es sich bewährt, ein
Sträußchen Beifuß ganz in den Kochtopf oder die Brat-
pfanne zu geben.
Und wenn Sie gerne dann und wann ein noch warmes
Schwarzbrot mit Gänse- oder Schweineschmalz (mit
oder ohne Grieben) essen, sollten Sie nicht nur Salz
daraufstreuen, sondern reichlich Beifußwürze verwenden. Das erhöht nicht nur die Bekömmlichkeit, sondern verfeinert auch den Geschmack. Hier ein Rezept
für eine **Gewürzmischung:** 4 Teile Beifuß, 2 Teile Basilikum, 2 Teile Thymian und 1 Teil Rosmarin bei Bedarf
im Mörser zerreiben und durch ein feinmaschiges Sieb
geben. Diese Mischung passt zu Käse, zu Räucheraal
und zu Bratkartoffeln.

Man kennt den Beifuß auch unter den Bezeichnungen
Bick, Gänsekraut, Sonnenwendgürtel, Johanniskraut,
Weiberkraut oder Wilder Wermut, um nur einige zu
nennen. Der Name Beifuß soll von dem althochdeut-
schen Wort „bivoz" stammen, dieses wiederum ist von
„bozan = schlagen" abgeleitet, weil das Kraut zum Würzen der Speisen gestoßen (=geschlagen) wurde. Nach
einem alten Volksglauben soll Beifuß auch in den
Schuhen getragen vor Müdigkeit schützen. Das könnte
für die Namensgebung auch wichtig gewesen sein.
Einig ist man sich über die Herkunft des Volksnamens
Sonnenwendgürtel. Denn man umgürtete sich bei den
Sonnenwendfeiern der Kelten und Germanen, Balten
und Slaven mit Beifuß, weil er magische und kultische
Bedeutung besaß.

Portulak, Weinraute, Ysop

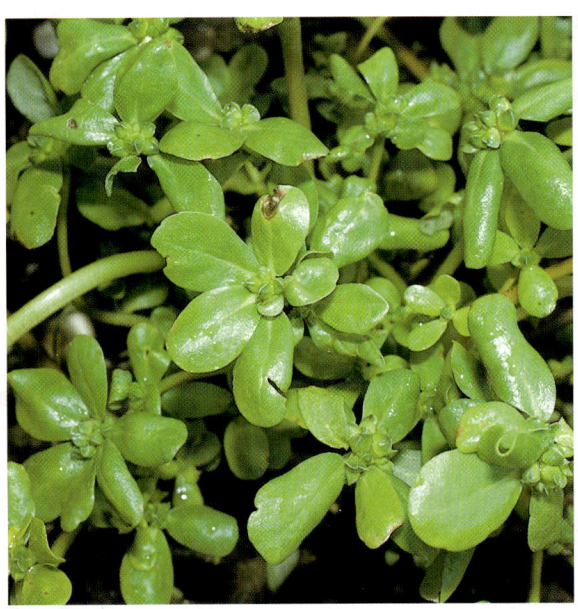

Portulak, Weinraute und Ysop sind nur Liebhabern bekannt. Wer diese Kräuter jedoch kennt und schätzt, möchte sie nicht missen. Botanisch sind die drei nicht miteinander verwandt. Gemeinsam ist ihnen der bittere Geschmack und ihre Verwendung als verdauungsfördernde Würze.

Portulak

Portulak

Portulak gehört zu den ältesten Kulturpflanzen. Schon die alten Ägypter schätzten ihn als Würz- und Gemüsepflanze. In den vorigen Jahrhunderten war Portulak wegen seines Gehalts an Vitaminen und Mineralstoffen ein sehr beliebter Frühlingssalat.

Die Urheimat des Portulaks lag vermutlich in Westasien. Heute wächst Portulak auch in unseren Gärten, er lässt sich auch im Blumentopf ziehen. Die Pflanze ist einjährig und hat eine spindelförmige, verzweigte Wurzel, fleischige Stängel und dicke, verkehrt eiförmige Blätter. Die kleinen Blüten sind gelb und sitzen zu zweit oder dritt angeordnet.

Tipp für Hobbygärtner: Für den Anbau im Garten braucht Portulak einen windgeschützten Platz mit lockerem, sandigen Boden. Dort wird er im Mai „breitwürfig" ausgesät und angedrückt. Schon nach drei bis vier Wochen kann man ihn schnei-den. Wer immer frischen Por-tulak ernten will, muss alle vier Wochen nachsäen. Die Pflege beschränkt sich auf Unkrautjä-ten und Gießen bei Trocken-heit. Portulak lässt sich auch auf dem Balkon ziehen. Portu-lakblätter enthalten ätheri-sches Öl und Bitterstoffe, man schätzt die Pflanze wegen ihrer verdauungsfördernden Würze, außerdem sind die frischen Blätter vitamin- und mineral-stoffreich. Allen Suppen, Ge-müsen, Eintöpfen, Salaten, Spi-natzubereitungen und Toma-tensuppen verleiht Portulak einen pikanten Geschmack. Man kann ihn auch feinge-hackt unter Weichkäse mi-

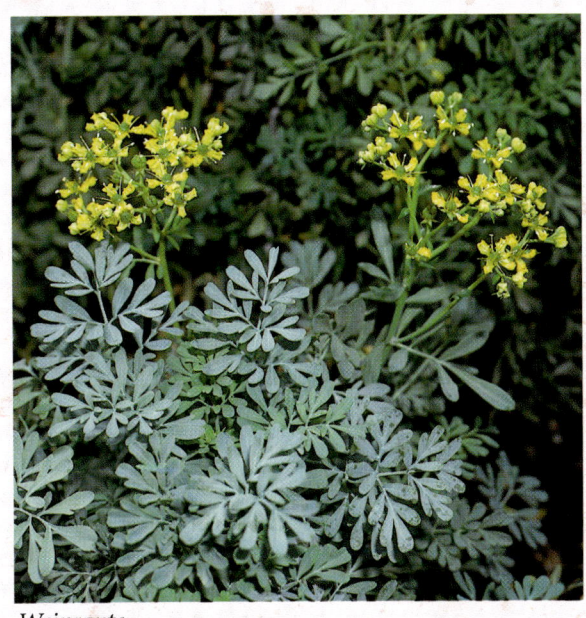
Weinraute

schen. Portulak sollte am besten frisch verwendet werden. Hier ein **Suppenrezept** zum Ausprobieren:
Portulak, grüne Bohnen, beide fein geschnitten, junge Erbsen - jeweils zwei Esslöffel voll; eine fein geschnitte-ne Zwiebel und einen Teelöffel Zucker in 3/4 Liter Fleischbrühe geben und 15 Minuten lang kochen. Die heiße Suppe mit in Butter gerösteten Brotstücken und mit frischem Kerbel bestreut servieren.

Weinraute

Die Heimat der Weinraute dürfte der Mittelmeerraum sein, von wo sie durch die Benediktiner-Mönche zu uns über die Alpen gebracht wurde. Zunächst baute man sie

in Kloster- und Bauerngärten an, woraus sie später auch
verwilderte. Die Weinraute ist eine stark duftende,
graugrüne, verästelte Staude mit runden, starren Stängeln. Die Blätter sind unpaarig gefiedert und werden
bis 15 cm lang. Die Pflanze blüht in den Monaten Juni
bis August, die Blüten bilden eine Dolde.

Der Geschmack frischer oder getrockneter Weinrau-
tenblätter ist sehr intensiv, sodass man Salate, Suppen,
Eintöpfe sehr sparsam damit würzen muss. Weinraute
wird auch zum pikanten Würzen von Essig und
Schnäpsen verwendet. So werden billige Grappasorten
in Italien gelegentlich mit Weinraute „aufgewertet".
Empfehlenswert ist auch, frische oder getrocknete
Weinraute unter Quark oder andere Weichkäse zu
mischen oder in kleinen Mengen aufs Butterbrot zu
streuen. Ein kleine Prise getrocknete Weinraute passt
auch vorzüglich zu Bratkartoffeln und zu Fleischfül-
lungen.

Ysop

Die Heimat des Ysop dürfte Zentral- und Westasien
sein, doch wächst er auch wild auf dem Balkan und in
den Mittelmeerländern. Ysop kennt man bei uns
bereits seit dem frühen Mittelalter. Er wurde zunächst
in Klostergärten angebaut, später zog er in Bauerngärten ein, als Zierpflanze, als Bienenfutterpflanze und
auch als Heil- oder Gewürzpflanze. Ysop ist ein Halbstrauch mit kurzen, verholzten Trieben. Die Stängel
können eine Höhe von fast einem Meter erreichen. Die
Blätter sind oval oder lanzettlich, aber immer zuge-

spitzt. Sie sind glattrandig und werden 2 bis 3 cm lang, in der Blühregion sind sie kürzer. Die Blüten sind violettblau, seltener auch rosa oder weiß. Alle Teile der Pflanze duften stark aromatisch. Die Blütezeit fällt in die Monate Juli und August, dann wird die Pflanze von Bienen umschwirrt. Man erntet die zarteren Triebspitzen. Zum Trocknen werden sie gebündelt und an einem luftigen Ort aufgehängt. Nach dem Trocknen werden Blätter und Blüten abgerebelt und in gut schließenden, getönten Gläsern feuchtigkeits- und lichtgeschützt aufbewahrt.

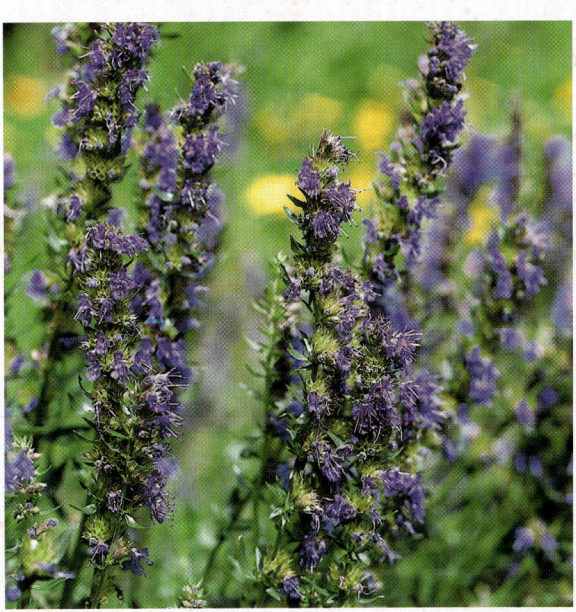

Ysop

Ysop ist ein vorzügliches Gewürz, weil er aromatisch und bitter schmeckt und dazu die Verdauung anregt. Besonders zu empfehlen ist Ysopwürze für zarten Kalbsbraten, dem er eine würzige Herbheit gibt. Aber auch Bohnengerichte, Eintöpfe, Suppen und Gemüse, gemischte Salate mit Gurken und Tomaten werden durch Ysop pikant gewürzt. Wichtig ist, immer sparsam mit Ysop umzugehen. Um herauszufinden, welche Menge dem eigenen Geschmack entspricht, sollte man das Gewürz zunächst mit Quark versuchen, dann mit deftigen Bratkartoffeln. Wer Ysop in seinem eigenen Gewürzgarten zieht, sollte ihn frisch verwenden. Doch man muss beachten, dass frischer Ysop erheblich intensiver würzt als das getrocknete Kraut.

Basilikum

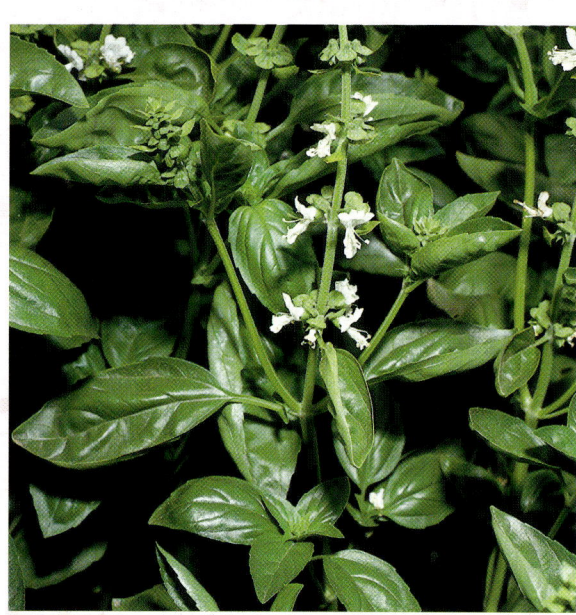

Kleine Töpfchen mit
Basilikum gibt es inzwischen
zu jeder Jahreszeit in
den Supermärkten.
Die grünen Blätter passen aber
nicht nur auf Tomaten
und Mozzarella, sondern
können auch andere Speisen
bereichern. Basilikum regt
die Verdauungssäfte an
und ist ausgesprochen
gesund.

Basilikum

Wo und wie wächst Basilikum?

Ursprünglich kommt die Pflanze vermutlich aus Südasien. Nach und nach bürgerte sich Basilikum in den tropischen Gebieten der ganzen Erde ein. In den gemäßigten Zonen ist Basilikum eine Kulturpflanze, die hauptsächlich im Mittelmeerraum angebaut wird. Die einzelnen Handelssorten unterscheiden sich im Wuchs und Geschmack. Die Basilikumpflanze ist einjährig und krautig, sie verzweigt buschig und wird etwa 50 cm hoch. Die langgestielten Blätter sind eiförmig, ganzrandig oder auch leicht gezähnt. In den Monaten Juli und August blüht die Pflanze mit weißen, gelblichweißen oder auch leicht rötlichen Blüten.

In unseren Breiten ist es schwierig, Basilikum anzubau-
en. Dafür hat sich der Blumentopf mit Basilikum die
Herzen all derer erobert, die das Würzkraut lieber frisch
verwenden und immer gern zur Hand haben.

Tipps für Hobbygärtner: Man bereitet sich zunächst
eine Blumentopferde vor, die sandig-lehmig sein soll.
Pro Topf mischt man einen Fingerhut voll Mineraldünger darunter. Dann füllt man die Erde gut durchfeuch-
tet in mittelgroße Blumentöpfe, die an einem sonnigen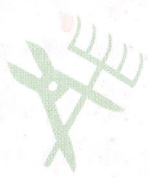
Fenster oder windgeschützt auf dem Balkon platziert
werden. Basilikum braucht sehr viel Sonne (mehr als
andere Würzkräuter!) und ausreichend Wärme. Ende
April werden die Töpfe eingesät. Die Samen werden mit
nur wenig Erde bedeckt, weil Basilikum zu den Licht-
keimern gehört. Wenn die Umweltbedingungen stim-
men, dann keimt der Same in etwa 10 bis 14 Tagen.
Wer den Boden vorsichtig auflockert, für genügend
Feuchtigkeit sorgt und Unkräuter auszupft, wird an der
eigenen Blumentopf-Kultur seine Freude haben. Man
kann bei Bedarf die frischen Blätter abschneiden, um
sie in der Küche zu verwenden.

Wer Basilikum für den Winter trocknen will, der muss
vor der Blüte die Pflanzen abschneiden und sie schonend, aber schnell trocknen. Das muss im Schatten auf
Horden oder im Backofen bei etwa 35 Grad Celsius und
bei geöffneter Tür geschehen. Für die licht- und feuch-
tigkeitsgeschützte Aufbewahrung eignen sich getönte,
gut schließende Glasgefäße, Blechdosen oder Holz-
büchsen. Wegen des Gehalts an ätherischem Öl sind
Plastikgefäße als Vorratsbehälter nicht geeignet.

Wie schmeckt Basilikum?

Basilikum schmeckt scharf-aromatisch-würzig. In der Diätküche ersetzt Basilikum den Pfeffer.

Was ist drin im Basilikum?

Welche Wirkungen sind zu erwarten?

Das ätherische Öl wirkt wohltuend auf den Magen-Darm-Trakt. Basilikum verbessert den Appetit und den Gallefluss, fördert die Verdauung, hilft gegen Blähungen und Völlegefühl.

Tipps für die Küche

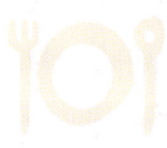

Wer mit Basilikum umzugehen versteht, kann in der Küche damit viele pikante und gesunde Gerichte zubereiten, zumal das Gewürzkraut von jedem gut vertragen wird. Basilikum eignet sich hervorragend, um salzarme oder gar salzfreie Kost schmackhaft zu machen. In Vorspeisen (Salaten, Suppen) wirkt es appetitanregend, in Kohl- und Gemüseeintöpfen verhütet es Blähungen, im Enten- oder Gänsebraten sorgt es für bessere Verträglichkeit. Zusammen mit Salbei und Rosmarin belebt Basilikum Fischgerichte.

Wer mit Basilikum experimentieren möchte, sollte mit Quark oder anderen Weichkäsesorten beginnen. Man mischt ganz fein zerhackte frische Basilikumblätter darunter oder verwendet getrocknetes Basilikumkraut, das man in der Hand zu Pulver zerdrückt. Hierbei kann man gut die Menge für den eigenen Geschmack herausfinden. Für weitere Experimente eignen sich Rührei er und Bratkartoffeln, danach kann man sich auch an Soßen, Suppen, Gemüsegerichte wagen. Vorzüglich passt Basilikum in eine gewürzte Fleischsoße für Spaghetti.

Hier ein Rezept für einen appetitanregenden **Tomaten-auflauf**, als Vorspeise für 4 Personen:

Zutaten: 300 Gramm Tomaten, 2 große, rote Paprikaschoten, 2 Knoblauchzehen, 1 kleine Handvoll frische Basilikumblätter, ebensoviel Petersilienkraut, Salz, Pfeffer, evtl. 1-2 Tropfen Tabasco, 4 Esslöffel Olivenöl und 3 Eier.

Zubereitung: Tomaten und Paprika 5 Minuten lang in kochendes Salzwasser legen, schälen und in kleine Würfel schneiden. Knoblauch pressen. Das Öl in einem Topf erhitzen, Tomaten und Paprika sowie den Knoblauch hinzufügen und etwa 40 Minuten leicht köcheln, etwas Pfeffer hinzufügen. Basilikum und Petersilie fein (!) zerhacken und in den noch heißen Ansatz geben. Die verquirlten Eier werden mit Tabasco geschärft und ebenfalls unter die Mischung gerührt. Jetzt gibt man das Ganze in eine Puddingschüssel, die mit einem Deckel verschlossen in einem Topf mit heißem Wasser steht. Im Backofen 30 Minuten kochen. Nach dem Erkalten stürzen, mit Majonäse servieren.

Bohnenkraut

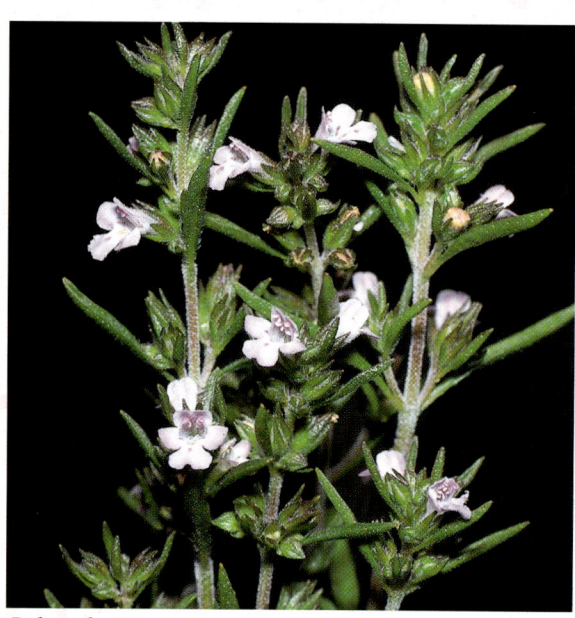

Bohnenkraut

Nicht nur Bohnengerichte verlangen danach, das duftende Bohnenkraut ist das passende Gewürz für deftige Hausmannskost. Und es ist unverzichtbarer Bestandteil der „Fines herbes" oder der „Herbes de Provence", der in Frankreich so beliebten Gewürzmischungen. Seine Beliebtheit verkünden die zahlreichen Volksnamen, die teilweise auf die Verwendung als Gewürz oder Heilmittel hinweisen, zum Beispiel: Wurstkraut, Hühnerfüll, Käsekraut, Pfefferkaut, Weinkraut, Suppenkräutlein.

Wo und wie wächst Bohnenkraut?

Seine Heimat dürfte das östliche Mittelmeer- und das Schwarzmeergebiet sein. Doch als man sich in Italien um Kulturen bemühte, verwilderte das Bohnenkraut im ganzen Mittelmeerraum. Im 9. Jahrhundert gelangte das Kraut durch die Benediktiner-Mönche über die Alpen und wurde zunächst in Klostergärten angebaut. Nach und nach wurde Bohnenkraut zu einem der beliebtesten volkstümlichen Gewürzkräuter. Kaum ein Kräutergarten kommt ohne Bohnenkraut aus. Da die Ansprüche der Pflanze an den Boden nicht hoch sind, verwildert sie auch bei uns häufig.

Die einjährige Pflanze des Garten- oder Sommerboh-
nenkrauts gehört zur Familie der Lippenblütler und
wird 30 bis 50 cm hoch. Sie hat eine stark entwickelte,
reichlich verzweigte Hauptwurzel. Die buschig verzweigten Stängel sind unten häufig verholzt, im oberen
Teil flaumig behaart. Die Behaarung von Stängeln und
Blättern kann jedoch sehr unterschiedlich sein. Die
Laubblätter sind dunkelgrün, die Blüten weiß, rosa
oder violett. Meist stehen fünf Blüten in den Blattach-
seln beieinander und bilden eine Scheinähre.
Die ganze Pflanze riecht stark würzig und schmeckt
pfefferartig. Die Blütezeit fällt in die Monate Juli,
August, September. Zu dieser Zeit finden sich häufig
Bienen ein, für die das Bohnenkraut eine wichtige Fut-
terpflanze ist.

Im Gewürzhandel bekommt man verschiedene Sorten
des Sommerbohnenkrautes. Sie unterscheiden sich
durch Beblätterung und Behaarung voneinander. Je
zahlreicher der Besatz mit Blättern ist, desto besser ist
die Würzkraft.

Außerdem gibt es noch das Berg-, Winter- oder Stau-
denbohnenkraut. Seine Heimat ist das Mittelmeergebiet, Südrussland, der Kaukasus. Im Gegensatz zum
Sommerbohnenkraut ist dieses Gewürzpflanze eine
mehrjährige Staude, und zwar ein Halbstrauch mit
kräftiger Wurzelausbildung. Die Stängel sind derber
und oft bis zu Mitte verholzt. Vom Aussehen her ist das
Winterbohnenkraut dem Sommer- bzw. Gartenboh-
nenkraut recht ähnlich, auch die Blütenfarbe unterscheidet sich nicht. Insgesamt ist das Winterbohnenkraut jedoch robuster, und das zeigt sich auch im
Geruch und Geschmack.

Wie schmeckt Bohnenkraut?

Bohnenkraut duftet angenehm und schmeckt scharf-aromatisch, pfeffrig.

Was ist drin im Bohnenkraut?

Welche Wirkungen sind zu erwarten?

Die im Bohnenkraut enthaltenen ätherischen Öle regen die Verdauung an, verhindern Blähungen und sorgen für gute Bekömmlichkeit auch „schwerer" Speisen.

Tipps für die Küche

Bohnenkraut passt zu deftiger Hausmannskost aus Bohnen und Erbsen, zu einem speckreichen Bauernfrühstück, in Fleisch- und Kohleintöpfe, zu Bratkartoffeln, in Schweine- oder Gänseschmalz mit oder ohne Grieben, zu den verschiedensten Würsten. Fein gepulvertes Bohnenkraut ist eine gute Würze für Salate, Suppen und Soßen, ja sogar für Fisch, wenn man es sparsam verwendet. Das Pulvern sollte erst unmittelbar vor dem Gebrauch erfolgen.

Das im Geschmack robustere Winterbohnenkraut ist sehr empfehlenswert zum Würzen von Enten-, Gänse- und Schweinebraten.

Für die Freunde alter Hausrezepte und diejenigen, die nicht davor zurückschrecken, etwas „Deftiges" zu essen, hier ein **Bohnenrezept** aus Großmutters Zeiten, in dem das Bohnenkraut die wichtigste Würze ist:

100 Gramm durchwachsene Speckwürfel werden auf kleiner Flamme mit ebenfalls 100 Gramm Zwiebelwürfeln ausgebraten. Wenn die Zwiebeln goldbraun sind, gibt man etwa 1 1/2 Pfund dicke Bohnen hinzu und lässt sie auf kleiner Flamme garen. Wasser sollte nur sehr wenig verwendet werden, doch ganz ohne kommt man nicht aus. Bei dem Garvorgang werden einige kleine Sträußchen Bohnenkraut (frisch oder getrocknet) eingelegt, die später im ganzen wieder entfernt werden. Das dicke Gemüse, in dem man in letzter Minute Salamischeiben aufwärmt, wird mit Salz und Pfeffer abgeschmeckt und dann mit einer Tasse saurer Sahne versetzt. Bitte alles gut verrühren und von der Wärmequelle nehmen. Jetzt darf (muss nicht) ein gestrichener Teelöffel scharfer Rosenpaprika hinzugefügt werden. Für beste Bekömmlichkeit ist garantiert.

Der botanische Gattungsname „Satureja" des Bohnenkrauts wird gerne mit „Satyr", einem lüsternen Wesen der griechischen Sage, in Verbindung gebracht. Man erzählte sich so allerhand über die Verwendung des Bohnenkrauts im alten Griechenland und bei den Römern: In Wein gegeben sei es ein Aphrodisiakum, das dem Liebesgenuss förderlich sei, aber vom Weine nie trunken mache. Die Griechen weihten das Bohnenkraut der Göttin Aphrodite. Wir sind dagegen weit prosaischer und sprechen vom „Wurstkraut". Wahrlich ein Gegensatz, aber für uns war das wichtigste eben die günstige Wirkung auf den Verdauungstrakt.

Bohnenkraut ist ein fester Bestandteil der „Fines herbes" bzw. der „Herbes de Provence", der in Frankreich so beliebten Kräutergewürzmischungen. Außer Bohnenkraut enthalten diese Mischungen auch noch Oregano, Salbei, Rosmarin, Thymian, Majoran, Basilikum, Petersilie und Kerbel. Die Herbes de Provence enthalten an Stelle von Salbei und Petersilie Anis und Lavendelblüten. Diese Mischungen sind vielseitig verwendbar. Sie eignen sich besonders für Wild, Geflügel und alle Soßen.

Petersilie

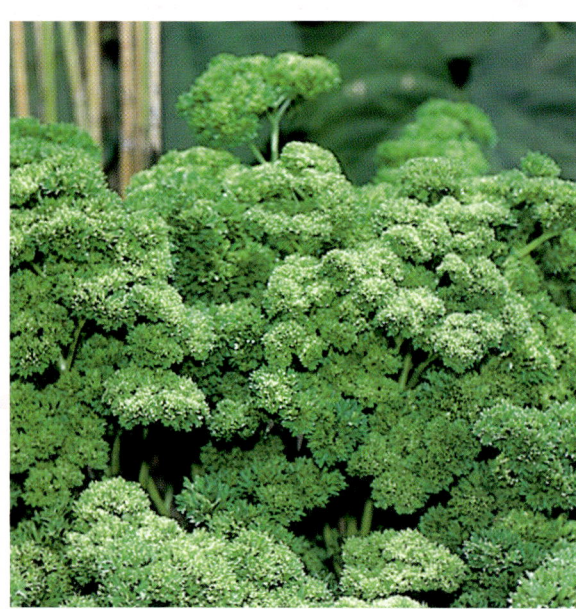

Petersilie

Petersilie ist das weltweit am häufigsten genutzte Würzkraut. Sie wird in Australien, Amerika, Japan und selbst auf Grönland gleichermaßen wie bei uns geschätzt. Kulturen gibt es überall, nicht zuletzt deswegen, weil die Pflanze keine besonderen Ansprüche an Klima und Boden-beschaffenheit stellt.

Wo und wie wächst Petersilie?

Die Heimat der Petersilie liegt im östlichen Mittelmeer-raum. Vermutlich gelangte die Petersilie bereits durch die Römer über die Alpen, auf alle Fälle aber durch die Benediktiner-Mönche. Sie wurde in Kloster- und Bau-erngärten angebaut.

Die Petersilienpflanze ist zweijährig. Aus einer spindel- bis rübenförmigen Wurzel treiben aufrechte, verästelte, fein gerillte Stängel, die eine Höhe bis zu einem Meter erreichen. Die gestielten Blätter sind dunkelgrün, die Blütendolden tragen grünlich-gelbe Blüten, die in den Monaten Juni und Juli aufblühen.

Es werden zwei Unterarten der Petersilie kultiviert, und zwar die Wurzel- und die Blattpetersilie. Von der Blatt-petersilie gibt es wiederum drei Sorten: die glattblättri-

ge, die krause und die mooskrause Petersilie. Die Glatt-
blättrige würzt am intensivsten. Sie wird jedoch zunehmend von der Krausen und Mooskrausen verdrängt,
weil diese beiden dekorativer aussehen.

Was ist drin in Petersilie?

Welche Wirkungen sind zu erwarten?

Petersilie enthält in Wurzel und Blättern ätherische
Öle, die dem Gewürz einen frischen und anregenden
Geschmack geben, die Verdauung fördern sowie
Blähungen verhindern. Außerdem enthält Petersilie
reichlich Vitamine und Mineralstoffe. Die Gewürzpflanze wird vor allem von Galle- und Leberpatienten
als sehr angenehm empfunden.

Tipps für die Küche

Aus der Küche ist Petersilie nicht wegzudenken: Ob
Petersilienkartoffeln zur Forelle, zu Spargel oder zu zartem Kalbfleisch, ob Petersilienwürze in Suppen, Eintöp-
fen, zu Eierspeisen oder Salaten – überall aktiviert
schon der Duft unser Verdauungssystem. Krause oder
mooskrause Petersilie eignet sich bestens als Dekoration für Käse-, Wurst- und Fleischplatten. Als Würzgrün
kann man Petersilie allen Gerichten beigeben, zumal
sie sich mit anderen Gewürzen bestens verträgt. So eignet sie sich für Eintöpfe, Gemüse, Suppen (klar oder
gebunden), Soßen, Eierspeisen, Braten und alle Kartof-
felgerichte. Beachten sollte man allerdings, dass man
die Petersilie erst kurz vor dem Servieren den Speisen
beigibt. Das Mitkochen ist zu vermeiden, um den aromatischen Duft zu erhalten. Die Wurzelpetersilie verträgt das Mitkochen besser.

Hier noch ein Rezept für **Petersilienreis**:

Zutaten: 160 Gramm Langkornreis, 1,5 Liter Wasser, Salz, 50 Gramm Butter, reichlich fein gehackte Blattpetersilie.

Zubereitung: Den Reis waschen, in das Wasser geben, salzen. Kurz (ohne Deckel) aufkochen lassen. Dann auf kleiner Flamme und in geschlossenem Topf 20 Minuten lang garkochen. Den Reis auf einem Sieb mit kaltem Wasser abschrecken und wieder in den Topf geben. Etwa 2 bis 3 Minuten lang trockendämpfen. Butter darin zergehen lassen. Den Reis in eine vorgewärmte Schüssel geben und reichlich fein gehackte Blattpetersilie untermischen.

Petersilienreis passt als Beilage zu Schnitzel, Geflügelgerichten, gebratenem Fisch, aber auch zu Fleischgulasch.

Aufgepasst: Die glatte Petersilie hat eine giftige Verwandte, nämlich die Hundspetersilie. Es sollen schon Vergiftungen vorgekommen sein; deshalb, so sagt man, habe man die krause und mooskrause Petersilie gezüchtet. Die Blätter der Hundspetersilie riechen unangenehm und laden nicht zum Verzehr ein.

Kresse

Wenn von Kresse die Rede ist, können viele Pflanzen gemeint sein: die Gartenkresse, die Feldkresse, die Brunnenkresse, das bittere Schaumkraut, die Kapuzinerkresse – alle werden gern zum Würzen und Garnieren benutzt. In diesem Kapitel sollen allerdings die Gartenkresse und Brunnenkresse im Vordergrund stehen. Sie sind sich im Geschmack sehr ähnlich, auch wenn die Brunnenkresse schärfer ist.

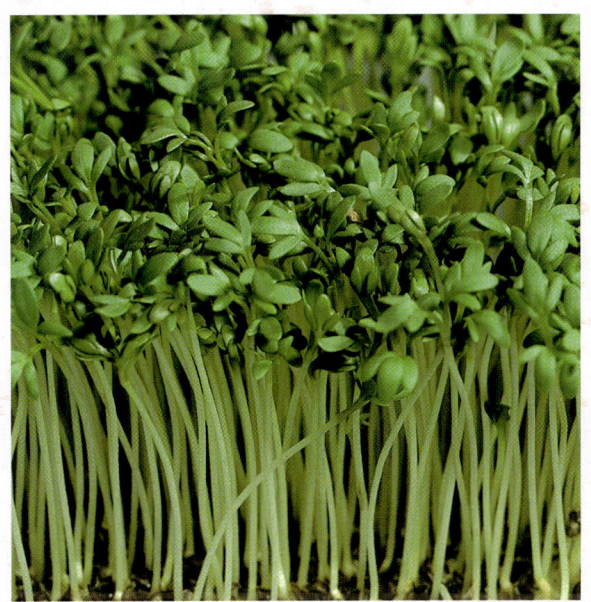

Kresse

Wo und wie wächst Kresse?

Die Heimat der Gartenkresse liegt im vorderen Orient. Sie wurde schon sehr früh kultiviert – das belegen Samenfunde aus der Pharaonenzeit. Vermutlich gelangte die Kresse durch die Benediktiner-Mönche über die Alpen. Seit der Zeit Karls des Großen wird sie in Kloster- und Bauerngärten angebaut und gepflegt.

Die Gartenkresse ist einjährig. Die Pflanze besitzt eine spindelförmige Wurzel, der meist kahle Stängel erreicht eine Höhe von 30 bis 50 cm und verästelt im oberen Teil. Die unteren Blätter sind eiförmig, die oberen Stängelblätter sind je nach Sorte unterschiedlich in ihrer Form. Am Stängelende sitzen die kleinen Blüten, die weiß oder gelegentlich auch rötlich gefärbt sind. Da man die Gartenkresse nur frisch verwenden kann, ist es ratsam, sie sich im Garten, auf dem Balkon oder auf dem Fensterbrett selbst zu ziehen.

Anbau im Garten: Gartenkresse braucht eine dünne Schicht nährstoffreicher, sandiger Erde, viel Feuchtigkeit und eher eine schattige Lage als einen zu sonnigen Platz. Mit der Aussaat kann man schon im zeitigen Frühjahr beginnen. Um immer frisches und vor allen Dingen junges Kraut zu haben, muss alle 14 Tage nachgesät werden. Schon 2 bis 3 Wochen nach dem Aussäen kann man mit der Ernte beginnen. Kresse will immer feucht gehalten werden!

Anbau auf dem Balkon oder auf dem Fensterbrett: Man gibt in eine flache Kiste eine sandige, nährstoffreiche Erde, ungefähr 4 bis 5 cm hoch. Die Kressesamen werden dicht in die feuchte Erde ausgesät. Die Erde immer feucht halten! Bei zu starker Besonnung den Standort beschatten. Alle 3 Wochen ein neues Kistchen ansetzen. Das geht auch im Winter, sodass zu jeder Jahreszeit frische Gartenkresse zur Verfügung steht.

Die Brunnenkresse ist wildwachsend fast überall auf der Welt zuhause. Sie wächst an Quellen, an langsam fließenden Gewässern und auch in Gräben mit sauberem Wasser. Die ausdauernde Pflanze hat waagerecht kriechende, mit Beiwurzeln versehene Stängelteile. An den Stängeln sitzen die etwas fleischigen Blätter. Die weißlichen Blüten bilden eine lockere Traube. Die Pflanze blüht von Mai bis September.

Wer Stellen kennt, an denen die Brunnenkresse wächst, kann sie sich dort frisch holen. In Wasser gelegt, bleibt sie einige Tage lang frisch. Man kann sie jedoch auch in Töpfen ziehen: Man füllt Töpfe mit humusreicher Erde und sät die Samen im Juni aus. Die Erde muss immer feucht gehalten werden. Sobald die ersten Blättchen ausgebildet sind, stellt man die Töpfe in Wasser, und zwar so, dass die Blättchen immer ein wenig herausragen. Etwa von Oktober bis Mitte Mai kann geerntet werden. Es werden immer die Spitzen der Pflanzen abgeschnitten, und zwar in einer Länge von 6 bis 8 cm.

Wie schmeckt Kresse?

Kresse schmeckt frisch, aromatisch-scharf. Die Brunnenkresse ist bitterer und schärfer im Geschmack als die Gartenkresse.

Was ist drin in Kresse?

Welche Wirkungen sind zu erwarten?

Kresse enthält viele Vitamine und Mineralstoffe. Wer sich seine Kresse regelmäßig selber zieht, hat zu allen Jahreszeiten einen guten Vitamin- und Mineralstoffspender.
Ein altes Kochbuch rät: Kinder, die schlecht essen und keinen Appetit haben, sollen eine halbe Stunde vor den Mahlzeiten eine Mischung aus Kresse und Honig verzehren. Das weckt den Appetit.

Tipps für die Küche

Kresse eignet sich hervorragend zum Würzen von Suppen und Gemüseeintöpfen. Dabei darf das fein gehackte Kraut erst unmittelbar vor dem Servieren beigegeben werden, um Aroma und Vitamine zu erhalten. Kresse passt auch in jeden Salat, denn ihr Aroma verträgt sich bestens mit anderen Salatbestandteilen. Fein gehackt schmeckt Kresse unter Quark oder Weichkäse gemischt, im Frühjahr ist Schnittlauch ein guter Begleiter. Zu Süßwasserfischen passt eine Soße, die mit Kresse gewürzt ist, ebenso zu kaltem Braten, Eiern oder Aufschnitt. Wieviel Kresse man den Gerichten zufügt, ist eine Sache des persönlichen Geschmacks.

Kresse bietet sich auch hervorragend zur Dekoration an. Man sollte diese Dekoration allerdings mitessen –des Geschmacks und der Vitamine wegen.

Hier ein Rezept für eine **Kresse-Kräuter-Soße:**
Für 1/2 Liter braucht man 2 bis 3 Esslöffel voll Kresse (oder andere Kräuter), die sehr fein gehackt wurden. Die Kräuter werden mit wenig Wasser bespritzt und mit dem anhaftenden Wasser in etwas Butter gedünstet. 2 bis 4 Zwiebelscheiben mitgaren, bis diese glasig sind. Dann mit kräftiger Fleischbrühe auffüllen. Das Ganze wird dann durch ein Sieb gegeben, mit Salz, Pfeffer und scharfem Paprika abgeschmeckt und je nach Verwendung gebunden.

Die Kapuzinerkresse, die im 17. Jahrhundert aus Peru nach Europa kam, hat mit der Garten- und Brunnenkresse nichts zu tun. Allerdings besitzt sie einen kresseähnlichen Geschmack. Die Blüten der Kapuzinerkresse sind eine beliebte Dekoration für Salate und kalte Platten.

Salbei

Früher galt Salbei als eine Art Wunderheilmittel bei vielerlei Beschwerden. Noch heute sind Salbei-Zubereitungen (Tee, Lutsch-bonbons) beliebte Hausmittel bei Beschwerden im Mund- und Rachenraum und bei Verdauungsbeschwerden. Als Gewürz kennen wir Salbei-blätter als unverzichtbaren Bestandteil des italienischen „Saltimbocca", einer besonderen Zubereitungsart von Kalbsschnitzeln.

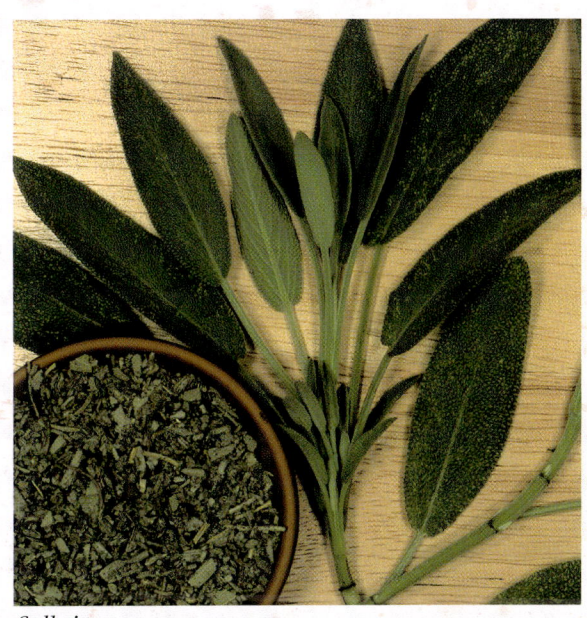

Salbei

Wo und wie wächst Salbei?

Es gibt mehr als 500 Salbei-Arten, die in den Tropen, Subtropen und im Mittelmeerraum als Kräuter oder Halbsträucher wachsen. Unsere heimische Art ist der Wiesensalbei, der aber kein besonderes Aroma besitzt.

Die bei uns als Arznei- und Gewürzpflanze verwendete Salbeiart ist der Edelsalbei, auch Gartensalbei genannt. Er stammt aus dem Mittelmeerraum, besonders aus der Adria-Gegend. Heute wächst die Pflanze in Kulturen. Der Halbstrauch wird etwa 20 bis 60 cm hoch, er ist oben krautig, ab der Mitte verholzt, der vierkantige Stängel ist filzig behaart. Die Blätter sind länglich oder eiförmig, unterschiedlich lang und von grünlich-grau-er Farbe. Die hell- bis violettblauen Blüten sitzen an den Enden der Trieb, wo sie in lockeren Ähren stehende Quirle bilden.

Tipp für Hobbygärtner: Wer Freude am Gärtnern hat und einen kleinen Kräutergarten besitzt, kann sich Salbei selber heranziehen. Die Anzucht aus Samen ist aufwendig. Besser ist es, sich im Frühjahr eine Staude zu beschaffen und sie in normale Gartenerde zu setzen. Vorteilhaft sind etwas Kalk- und Mineraldünger und ein sonniger Standort. Erst im Herbst kann man die Blätter ernten, dann allerdings das ganze Jahr hindurch. Der Salbei braucht wenig Pflege: Nur der Boden muss regelmäßig aufgehackt, das Unkraut sollte gejätet werden. Im Frühjahr sollte man die Stauden etwas stutzen, das steigert die Ernte. Nach etwa 4 bis 5 Jahre sollte man die Salbeipflanze erneuern.

Als Arzneipflanze wird auch der dreilappige Salbei (lateinischer Name Salvia triloba) verwendet. Dieser hat zwar wirksame Inhaltsstoffe, schmeckt jedoch weniger angenehm und ist daher als Gewürz nicht so geeignet.

Tipps für den Einkauf

Salbeiblätter kommen frisch, eingefroren und getrocknet in den Handel. Im Gegensatz zu anderen Würzkräutern entwickelt sich das eigenwillige Aroma beim Trocknen noch stärker. Ob man die getrockneten Salbeiblätter ganz, gerebelt oder gar gepulvert einkauft, ist egal. Wichtig ist nur, dass man das Gewürz in gut schließenden Glasgefäßen aufbewahrt.

Was ist drin im Salbei?

Welche Wirkungen sind zu erwarten?

Salbeiblätter enthalten ätherische Öle, Gerbstoffe und Bitterstoffe. Diese wirken – äußerlich angewandt als Spülung – gegen Entzündungen im Mund- und Rachenraum. Das Trinken von Salbeitee hilft außerdem gegen leichte Magen-Darm-Beschwerden sowie gegen vermehrte Schweißabsonderung.

Tipps für die Küche

Wer mit Salbeiwürze umzugehen lernt, kann damit zahlreiche Gerichte vorteilhaft und pikant würzen. Fast alles kann man mit Salbei würzen. Um die richtige Menge herauszufinden, muss man ein bisschen probieren. Salbei passt zu Bratkartoffeln mit Eiern und Speck, zu Frikadellen, zu Bohnen- und Gemüseeintöpfen, zu Omelette mit und ohne Fleischeinlage und zu legierten Suppen. Vor allem ist Salbei aber ein guter Begleiter zu Wild, Hammel-, Lamm- oder Schweinefleisch, zu Leber und Backfisch. Es schmeckt köstlich, wenn das Fleisch vor dem Braten mit Salbei eingerieben wird. Wer Kräuter unter Quark oder anderen Weichkäse rührt, sollte den Salbei dabei nicht vergessen. Er ergänzt auch Zwiebeln und Schnittlauch bestens.

Hier ein Rezept für das köstlich schmeckende
„Saltimbocca“:
Zutaten: 4 dünne Kalbsschnitzel zu etwa 100 Gramm, die leicht geklopft werden müssen, 4 möglichst frische Salbeiblätter, 4 dünne Scheiben Kochschinken, den Saft einer halben Zitrone, 50 ml trockenen Frankenwein (Silvaner), Butter zum Braten, Pfeffer, Zucker, Salz, Mehl, Tomatenmark.

Und so wird's gemacht:
Schnitzel mit Pfeffer, etwas Salz und Zitronensaft ein-
reiben, mit Salbeiblättern belegen und die Schinken-
scheiben darauf legen. Mit Holzstöckchen feststecken.
Dann in 1 bis 2 Esslöffeln Butter beidseitig je 3 bis 4
Minuten lang anbraten. Dann wird das Fleisch aus der
Pfanne gehoben und warm gestellt. Etwa 1 Teelöffel
Mehl in die Pfanne stäuben, anschwitzen und mit dem
Wein ablöschen. Jetzt etwas Tomatenmark dazugeben,
4 Minuten lang köcheln lassen. Diese Soße gibt man zu
den Spaghetti, die man zu den Saltimbocca serviert.
Dazu passt ein leichter Rotwein.

Früher bereitete man zur Kräftigung schwächlicher
Kinder eine **Salbeisuppe**, die kurmäßig 2 bis 3 Wochen
lang täglich einmal gegeben werden sollte. Hier das
Rezept:
Ein gehäufter Teelöffel sehr fein gehackter Salbeiblätter
wird mit 2 Teelöffeln Tannenhonig vermischt. Dann
schlägt man 1 bis 2 Eigelb in 1/2 Liter heiße Milch und
gießt das über den Salbeihonig. Gut durchrühren!

Majoran, Oregano, Dost

Majoran ist in der „bürgerlichen" Küche eines der meist gebrauchten scharf-aromatischen Gewürze. Der angenehme Geschmack und die verdauungsfördernde Wirkung machen ihn als Würze für fette und schwerverdauliche Gerichte, Blut- und Leberwürste fast unverzichtbar. Oregano, auch als „wilder Majoran" bezeichnet, ist der robuste „Bruder" des Majoran. Der Dost schließlich ist der bei uns heimische Oregano, der sich jedoch in der Küche nur eine schmale Nische erobern konnte.

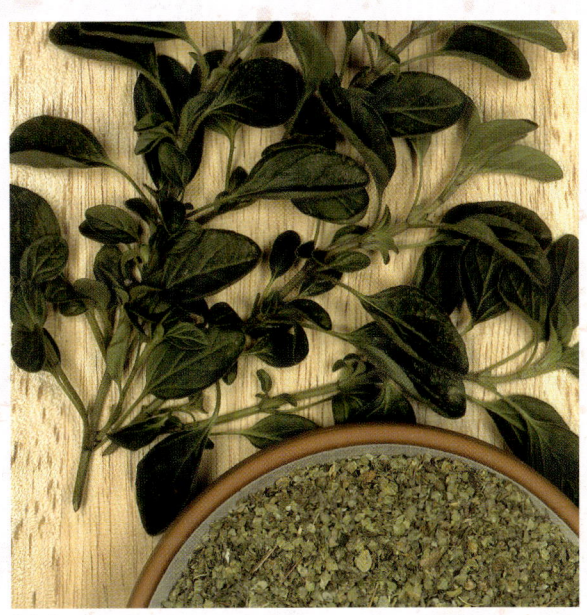

Majoran

Wo und wie wächst Majoran?

Seine Heimat lag vermutlich in Vorderindien. Er wächst wild in Arabien, Ägypten und den Mittelmeerländern. Nördlich der Alpen konnte sich Majoran nicht wild einbürgern, obwohl er in Gärten und Kulturen durchaus gedeiht. Die Majoranpflanze wird 30 bis 40 cm hoch, wächst aufrecht und ist stark verästelt. Die dünnen und zähen Stängel sind vierkantig, die Blätter sind ganzrandig und abgerundet, beiderseits kurz behaart. Die ganze Pflanze ist zuweilen rötlich überlaufen. Die weißen oder hellroten Blütchen sitzen in dichten Scheinähren in den Achseln der Deckblätter. Die ganze Pflanze duftet stark aromatisch.

Tipp für Hobbygärtner: Wer Majoran im Garten anbauen möchte, sollte im März etwa 5 Gramm Majoransamen in einem Frühbeetkasten aussäen. Das Frühbeet ist notwendig, weil Majoran sehr kälteempfindlich ist. Wenn Mitte Mai keine Fröste mehr zu erwarten sind, pflanzt man etwa 15 bis 20 kräftige Pflanzen in leichten, aber nährstoffreichen Boden ins Freie. Der Abstand zwischen den einzelnen Pflänzchen sollte etwa 15 cm betragen. Windgeschützt und warm gedeihen die Setzlinge ausgezeichnet, allerdings wachsen sie recht langsam. Man braucht etwas Geduld und muss fleißig jäten. Frisches Kraut kann man schon ab Juni verwenden. Wer Majoran trocknen will, muss warten, bis Ende Juli oder im August die Blüten erscheinen. Dann schneidet man das Kraut kurz über dem Boden ab, bündelt es und hängt es an einem trockenen, luftigen Ort zum Trocknen auf.

Die Heimat des Oregano liegt im Mittelmeerraum, dort tritt er in vielen Arten auf. Oregano ist viel robuster als Majoran, sodass er sich auch nördlich der Alpen festgesetzt hat. Doch je weiter südlich der Oregano wächst, desto schärfer und pikanter ist sein Geschmack.

Tipps für den Einkauf

Im Gewürzhandel bekommt man italienischen Oregano, Kretischen Oregano und sogar eine Spielart aus Mexiko, die sehr scharf ist. Allgemein gilt: Je weiter südlich der Oregano gewachsen ist, um so schärfer und pikanter schmeckt er.
Neben dem echten Majoran gibt es im Handel auch „Suppenmajoran". Dieses Gewürz ist weniger angenehm im Geschmack. In der Küche verwendet man ihn nur als Begleiter zu anderen Gewürzen, wie Thymian und/oder Rosmarin.

Was ist drin im Majoran und Oregano?

Welche Wirkungen sind zu erwarten?

Majoran und Oregano enthalten ätherische Öle, Gerbstoffe und Bitterstoffe. Die alten Griechen würzten
schweren und süßen Wein mit Majoran und weihten
ihn der Aphrodite – so sollte er Liebeskräfte wecken.
Bei uns kommen die Würzkräuter Majoran und Oregano nicht als „Liebesdrogen" zum Einsatz, sondern als
verdauungsfördernde und damit gesunde „Arzneien",
die fette und schwerverdauliche Gerichte bekömmlicher machen.

Tipps für die Küche

Meist verwendet man den getrockneten Majoran. In
gut verschlossenen Gefäßen hält er sich mehrere Jahre
lang, ohne spürbar an Aroma und Würzgeschmack zu
verlieren. Erst kurz vor dem Gebrauch rebelt man Blätter und Blüten ab, um sie je nach Art der Verwendung
grob oder fein zu pulvern.

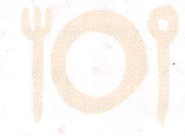

Majoran passt zu deftigen und schweren Speisen wie
Bratkartoffeln, Wurst, Speck, Schinken, Schweinegu-
lasch, Kartoffel- und Hülsenfruchtgerichte, Innereien
und Geflügelfüllungen, zu Wild, Gans, Ente und Huhn.
Auch Suppen und dunkle Soßen werden mit Majoran
pikant und angenehm gewürzt. Majoran ist das klassi-
sche Gewürz für Blut- und Leberwürste.
Wer frischen Majoran verwenden möchte, kann die
Blättchen feinschneiden und in Salate geben, unter
Weichkäse rühren oder gekochte Kartoffeln (statt mit
Petersilie) damit bestreuen.
Wichtig ist, dass sich Majoran mit Basilikum, Thymian,
Quendel, Beifuß und Rosmarin gut verträgt, sodass
man sich je nach Geschmack die verschiedensten

Würzmischungen herstellen kann. Oregano ist das typische „Pizzagewürz".

Der heimische Oregano, der Dost, wird hauptsächlich frisch verwendet und ist eigentlich weniger zum Würzen geeignet. Wer es mag, kann ihn jedoch einer Tomatensuppe oder frischen Salaten beifügen.

„Probieren geht über studieren" – deshalb probieren Sie doch einfach diese **Kartoffelsuppe mit Majoran** aus: Schälen Sie 500 Gramm Kartoffeln und schneiden Sie diese in Würfel. Putzen Sie ein Bund Suppengrün und schneiden Sie es klein. Beides zusammen wird dann in 1 Liter Fleischbrühe 20 bis 25 Minuten bei mittlerer Hitze gegart. Danach muss die Suppe durch ein Sieb geschlagen werden. Erst dann würzt man mit wenig Salz, einer Prise Muskatblüte, etwas weißem Pfeffer und mit einem knappen Teelöffel getrocknetem, fein zermahlenem Majoran, und verfeinert mit einem Esslöffel Butter. Dann wird das Gelbe von 2 Eiern, verquirlt mit 1/8 Liter Sahne, in die Suppe gerührt, die nun nicht mehr kochen darf.
Die Suppe reicht für 4 Personen und hat pro Person nur 370 Kalorien.

Und hier ein Rezept für „**Schweinelende mit Oregano**", für alle, die Oregano geschmacklich kennenlernen möchten.
Die Schweinelende wird in 3 cm dicke Scheiben geschnitten, etwas gesalzen, gepfeffert und mit wenig Senf bestrichen. Ein großer Apfel und eine Zwiebel werden geschält und in Scheiben geschnitten. Diese brät man in 1 Esslöffel Schmalz und 2 Esslöffeln Butter kurz an, gibt die Filetstücke hinzu, röstet sie braun an und gart etwa 10 Minuten. Kurz vor dem Ende der Garzeit bestreut man die Filets reichlich mit fein zerriebenem italienischen Oregano. Dazu serviert man Kartoffelbrei, der ebenfalls mit Oregano gewürzt wurde.

Estragon

Am bekanntesten ist
wohl der Estragon-Essig,
den es fertig zu kaufen
gibt oder den man selber
ansetzen kann.
Als typisches Gewürz der
französischen Küche hat
Estragon inzwischen immer
mehr bei uns Einzug gehalten.
Man kennt ihn daher auch
als feines Gewürz
für Soßen und Salate.

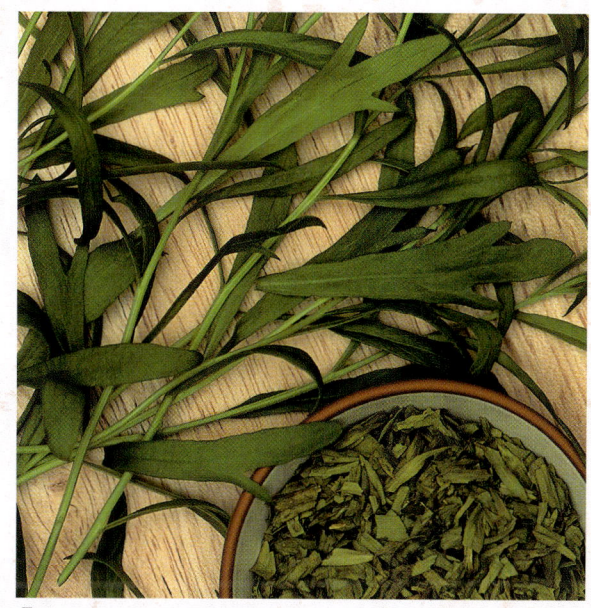

Estragon

Wo und wie wächst Estragon?

Die Heimat des Estragon ist Süd- und Mittelasien, Sibirien und das westliche Nordamerika. Wenn er bei uns
an einigen Stellen wild wächst, so stammen diese
Pflanzen aus in der Nähe befindlichen Kulturen oder
aus Gärten. Estragon ist eine mehrjährige Pflanze mit
kräftigem Wurzelwerk. Die oberirdischen Triebe sind
buschig und verzweigt, krautig und 60 bis 150 cm
hoch. Sie sind locker beblättert und schwach behaart.
Im oberen Teil der Pflanze sind die Laubblätter ungeteilt, schmal und hellgrün. An der Stängelspitze befinden sich die rispenähnlichen langen Blütenstände mit
unscheinbaren, gelbgrünen Blütenköpfchen. Die Blütezeit beginnt im Juni.

Einkaufstipps

Man unterscheidet den Russischen, auch Sibirischer Estragon genannt, vom Aromatischen Estragon, auch Deutscher oder Französischer Estragon genannt. Der Russische Estragon ist derber im Geschmack und weniger aromatisch im Duft. Er wird für „derbere" Gerichte verwendet (Bratkartoffeln, fette Braten usw.). Er darf getrocknet verwendet werden und eignet sich auch für Estragonessig.

Der Aromatische Estragon ist zarter, aromatischer, weniger bitter und erinnert an Anis. Man sollte ihn möglichst frisch verwenden.

Gelegentlich wird auch die Eberraute wie Estragon zum Würzen verwendet. Sie schmeckt jedoch eher bitter als aromatisch und eignet sich höchstens als Gewürz für Hammelbraten.

Was ist drin im Estragon?

Welche Wirkungen sind zu erwarten?

Die botanische Verwandtschaft mit den Heilkräutern Wermut und Beifuß deutet daraufhin, dass auch Estragon gesundheitsfördernde Eigenschaften hat. So enthält Estragon ätherisches Öl, Bitterstoffe und weitere aromatische und harzartige Inhaltsstoffe. Er wirkt appetitanregend und verdauungsfördernd.

Tipps für die Küche

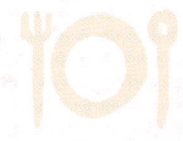

Der Russische Estragon eignet sich, auch getrocknet, zum Würzen von Bratkartoffeln, fetten Braten, Linsen und Gemüseeintöpfen. Auch Estragon-Essig wird mit ihm hergestellt.

Der Aromatische Estragon (Deutscher oder Französischer Estragon) sollte möglichst frisch verwendet werden, damit man das besonders feine Aroma voll genießen kann. Man würzt damit vorteilhaft grüne Salate, in die man fein geschnittene Estragonspitzen gibt. Jede Art von Rohkost wird durch Estragon belebt, doch man darf nicht überwürzen.

Der Aromatische Estragon ist auch hervorragend geeignet als Einmachgewürz für Gurken, Kürbisse und (sparsam) bei Roten Beten. Der Feinschmecker schätzt Estragon als Würze für Geflügel, Fische wie Seezunge, Forelle und Zander, für Omelettes, Kalbsbraten und auch Lamm. Fein gehackter, frischer Estragon lässt sich vorzüglich verwenden für Kräuterbutter, gebundene helle Soßen, Rühreier und Weichkäsezubereitungen.

Und so wird **Estragon-Essig** angesetzt: Man füllt eine weiße oder leicht grün getönte Flasche mit Estragontriebspitzen, die man kurz vor der Blüte geerntet hat, und füllt mit Weißweinessig auf. An einem nicht zu kühlen Ort, geschützt vor direkter Sonneneinstrahlung, lässt man den Ansatz etwa 2 Monate lang stehen. Dann kann man abseihen oder auch die Estragonspitzen in der Flasche drinlassen. Das sieht angenehm aus und, so sagt man, verbessert weiterhin das Aroma. Mit Estragon-Essig kann man Majonäsen, Salatdressings oder Senf zubereiten.

Hier noch ein Rezept für **Forellen mit frischen Estragonblättern:**

Zutaten: 4 mittelgroße Forellen, 100 Gramm Butter, 3 Zwiebeln, 1/4 Liter herber Weißwein (grauer Burgunder), Zitronensaft, 1 Eigelb, 1 Tasse Sahne, 1 Esslöffel Mehl, Salz und Pfeffer, 1 Esslöffel fein gehackte Petersilie und 2 Teelöffel frische, fein gehackte Estragontriebspitzen.

So wird's gemacht: Zuerst werden die Zwiebeln ganz fein gehackt und in 40 Gramm Butter angedünstet, mit 1/8 Liter Wein abgelöscht und mit wenig Salz und Pfeffer gewürzt. Die zum Kochen vorbereiteten Forellen werden dort hinzugegeben, nach einer Minute umgedreht und dann zugedeckt bei milder Hitze gegart. Dann werden die Forellen enthäutet. Das Eigelb wird mit dem restlichen 1/8 Liter Wein im Wasserbad schaumig geschlagen. Mehl und etwas Butter werden zu einer Kugel verknetet, der Fischfond durch ein feines Sieb in die Sahne gegossen und aufgekocht. Die Mehlbutter einrühren und aufkochen lassen, Eigelb unterziehen, mit Zitronensaft und Salz abschmecken und die gehackten Kräuter daruntermischen. Diese Soße über den Fisch gießen. Dazu Petersilienkartoffeln oder Weißbrot servieren. Als Getränk eignet sich ein trockener Frankensilvaner.

Borretsch

Borretsch sieht hübsch aus und wird als Gewürzkraut bei uns immer beliebter. Man kann ihn nur frisch verwenden, deshalb ist er ein Frühjahrs- und Sommergewürz. Borretsch ist traditioneller Bestandteil der Frankfurter „Grünen Soße", einer Kräutersoße, für die es eine Vielzahl von Rezepten gibt.

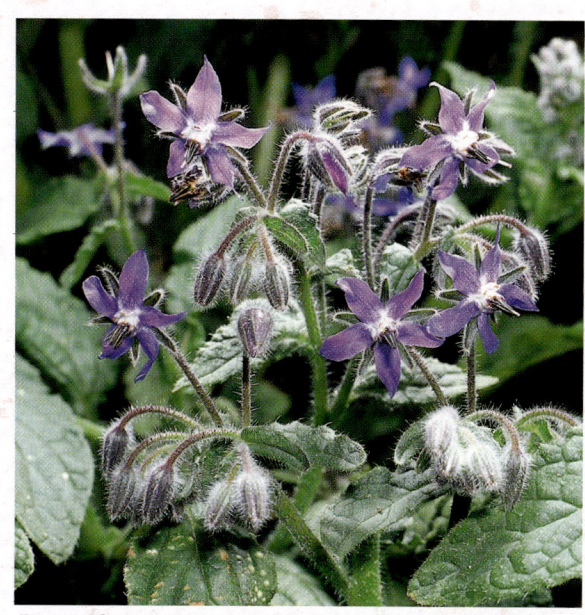

Borretsch

Wo und wie wächst Borretsch?

Vermutlich stammt Boretsch ursprünglich aus den östlichen Mittelmeerländern. Heute wächst er im gesamten Mittelmeerraum wild und in Kulturen. Im übrigen Europa und in Nordamerika wird Borretsch kultiviert. Borretsch ist ein einjähriges Kraut. Aus einer dem Erdboden nahen Blattrosette wächst ein Stängel hoch, der sich mehrfach verzweigt und eine Höhe von etwa 80 cm erreichen kann. Er trägt an seiner Spitze sehr hübsch aussehende, blaue Blüten. Die Blütezeit fällt je nach Aussaat in die Monate Mai bis September. Sowohl der Stängel als auch die ovalen, oft zugespitzten, fleischigen Blätter sind mit dichten Haaren besetzt.

Tipp für Hobbygärtner: Wer einen kleinen Garten besitzt, kann Borretsch im Arpil, im Mai und im Juni aussäen. So kann man das Gewürzkraut immer frisch verwenden. Die Pflanze stellt keine besonderen Anforderungen an den Boden. Außer Gießen und Jäten fällt keine Pflegearbeit an. Bei der Aussaat ist zu beachten, dass Borretsch ein Dunkelkeimer ist. Man muss die Samen mit einer dünnen Erdschicht bedecken.

Wie schmeckt Borretsch?

Borretsch schmeckt gurkenähnlich und erfrischend aromatisch. Im Volksmund heißt das Würzkraut auch „Gurkenkraut" oder „Gurkenkönig".

Was ist drin im Borretsch?

Welche Wirkungen sind zu erwarten?

Besondere Inhaltsstoffe wurden im Borretsch bisher nicht entdeckt. Er enthält wenig ätherisches Öl, das für den erfrischenden Geschmack verantwortlich ist, etwas Gerbstoff, Schleimstoffe und Mineralstoffe, vor allem Kalium. Früher hat man der Pflanze zahlreiche Heilwirkungen zugeschrieben, die sich aber im Laufe der Jahre als unrichtig herausstellten. So bleibt allein der Wohlgeschmack, der uns als Wirkung Gaumenfreuden beschert.

Viele Namen
In der Volksmedizin wurde Borretsch früher als Heilmittel bei Herzleiden oder Depressionen verwendet. Deshalb nannte man die Pflanze auch „Herzblume" oder „Wohlgemutskraut". Wegen der wunderschönen blauen Blüten gab man ihr die Namen „Himmelsstern"

oder „Liebäuglein". Und die Namen „Gurkenkraut"
oder „Gurkenkönig" deuten auf den gurkenähnlichen
Geschmack der behaarten Blätter hin.

Tipps für die Küche

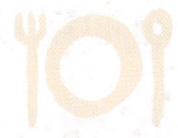

Frische Borretschblätter werden sehr fein zerhackt und
zum Würzen von Gemüsen, Salaten und Suppen verwendet. Es ist wichtig, die Blätter sehr fein zu zerhacken, damit das erfrischende Aroma voll zur Geltung
kommt. Normalerweise gibt man die Borretschblätter
den Speisen erst kurz vor dem Servieren bei. Will man
aber die Farbe zum Beispiel einer Blumenkohl- oder
Spargelsuppe oder eines Kohlrabigemüses „auffri-
schen", müssen die zerschnittenen Blätter mitgekocht
werden. In jedem Eintopf ist Borretsch eine Bereiche-
rung.
Auch beim Einlegen von Gurken verwendet man Borretschblätter. Die blauen Blüten färben Kräuteressig
oder verzieren Salate. Besonders gut passt Borretsch zu
Eierspeisen und unter Weichkäse gerührt. Bratkartoffeln werden durch Borretsch geschmacklich bereichert.
Eine ganz besonders schmackhafte Soße erhält man,
wenn man etwas saure Sahne mit sehr fein gehackten
Borretschblättern (evtl. mit Borretschblüten) und
gemahlenen Walnüssen verrührt. Diese Soße eignet
sich für alle Grillgerichte, für Fisch und Fleischauf-
schnitt, für Käse und Eierspeisen. Hierzu ein Tipp: Wer
eine ausreichend große, angeraute Reibschale aus Por-
zellan mit dazugehörigem Pistill besitzt, sollte die Soße
darin zubereiten. Denn das Zerreiben der Borretschblätter mit der Sahne ist etwas anderes als das Vermischen. Nimmt man nur wenig Sahne, dafür aber mehr
Nüsse und Borretsch, so erhält man eine dickere Konsi-
stenz der Zubereitung, die man als Brotaufstrich verwenden kann (besonders gut für Toastbrot).

In Italien füllt man mit Borretschblättern auch Ravioli oder kocht die Blätter wie Spinat, rollt sie in Pfannkuchenteig und bäckt sie mit.

Borretsch ist wichtiger Bestandteil der **Frankfurter „Grünen Soße"**. Obwohl es für die „Grüne Soße" viele Rezepte mit unterschiedlichen Gewürzkräutern gibt, ist Borretsch immer dabei.

Hier ein Rezept, das aus dem Buch „Gewürzpflanzen" von Laux/Tode, Franckh-Kosmos-Verlag 1993, stammt: Zutaten: 1 Handvoll Gewürzkräuter (Schnittlauch, Borretsch, Kerbel, Kresse, Petersilie, Pimpernelle, Sauerampfer, Dill, Estragon), 1 Bechter Joghurt, 1/4 kleine Zwiebel, 200 Gramm Quark, 2 Esslöffel Majonäse, 2 Esslöffel Sahne, 1 gestrichener Teelöffel Zucker, Salz, gemahlener weißer Pfeffer.

Zubereitung: Die Kräuter werden gewaschen und mit der Zwiebel grob zerschnitten. Mit Joghurt im Mixer fein zerkleinern, dann Quark, Majonäse und Sahne zugeben, gut verrühren und mit Zucker, Pfeffer und Salz würzen. Vor dem Servieren die Soße 15 Minuten kühl stellen.

Früher verwendete man an Stelle von Borretschblättern auch die Blätter des verwandten Beinwells. Heute wird davon eher abgeraten oder gar davor gewarnt. Denn Beinwell kann Stoffe enthalten, die in größeren Mengen gesundheitsschädlich wirken.

Liebstöckel

Liebstöckel – auch bekannt unter dem Namen „Maggi-kraut" – trifft nicht unbedingt jeden Geschmack. Wichtig ist der Umgang mit diesem stark aromatischen Kraut: Man muss es mitkochen, damit es ange-nehm würzt.

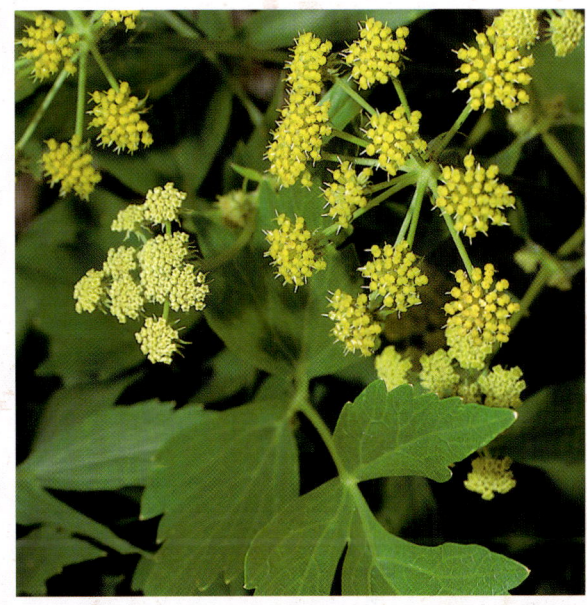

Liebstöckel

Wo und wie wächst Liebstöckel?

Man nimmt an, dass die Heimat der Liebstöckelpflanze in Westasien, im Orient und Südeuropa lag. Seit der Zeit Karls des Großen wird Liebstöckel in Europa ange-baut. Bald danach kultivierte man ihn auch in Norda-merika. Heute findet man die Pflanze in jedem Würz-oder Kräutergarten.

Die Pflanze kann bis zu 2 m hoch werden. Aus einer dicken Wurzel treibt ein röhrenförmiger, kahler, im Oberteil verästelter Stängel. Die unteren Blätter haben lange, die oberen kurze Stiele, an der oberen Spitze der Pflanze sind die Blätter stiellos. Blassgelbe Einzelblüten bilden eine stattliche Doppeldolde.

Tipp für den Hobbygärtner: Eine Liebstöckelpflanze aus einer Staudengärtnerei wird entweder im April oder im September in tiefgründigen, nährstoffreichen Boden gesetzt. Als Lage ist Halbschatten empfehlenswert. Meist bleibt die Pflanze 15 bis 20 Jahre lang gesund und voll aromatisch. Die einzig nötigen Pflegemaßnahmen sind mäßiges Gießen, gelegentliches Aufhacken des Bodens rundherum, Jäten von Unkraut und das Ausschneiden der Blütenstände im Frühjahr. Das Ausschneiden der Blühtriebe ist nötig, damit die Pflanze mehr Blätter entwickelt, die man ja zum Würzen ernten will.

Die frischen Blätter schneidet man bei Bedarf. Wer sich einen Vorrat getrockneter Blätter anlegen möchte, sollte sie im September schneiden. Alle Teile der Pflanze werden nach der Ernte sehr stark von Insekten befallen. Deshalb muss man sie immer in gut schließenden Gefäßen aufbewahren.

Was ist drin im Liebstöckel?

Welche Wirkungen sind zu erwarten?

Wie die meisten stark riechenden Kräuter diente Liebstöckel in alter Zeit als Zauber- und Sympathiemittel. In der Volksmedizin wurde die Liebstöckelwurzel außerdem gegen Gicht, zum Entwässern und als Nervenmittel verwendet. Blätter und Wurzel enthalten ätherische Öle und Gerbstoffe. Gesichert ist eine verdauungsfördernde Wirkung. Auch diese Wirkung kennt man schon seit langem. Bereits vor 1000 Jahren schrieb ein Koch, der ohne Liebstöckel nicht kochen wollte, in sein Kochbuch: „Macht einen guten Magen und vertreibt die Winde." Bei Entzündungen der Niere oder der Harnwege sollte Liebstöckel nicht verwendet werden, auch Schwangere sollten das Gewürz nur vorsichtig verwenden.

Viele Namen

Liebstöckel „sei den Liebenden nützlich, schneller zueinander zu finden", hieß es früher. Darauf deuten zahlreiche Volksnamen der Pflanze hin. Neben der Bezeichnung Liebstöckel kennt man auch die Namen Laubenstecken, Liebesstock, Luststecken, Ladekraut oder Bärmutter. Bezeichnungen wie Gichtstock, Wasserkräutlein oder Nervenkräutel deuten die Anwendungsgebiete in der Volksmedizin an. Der Name Maggikraut erinnert an die von Julius Maggi erfundene Würzmischung auf Liebstöckelbasis. Die deutsche Bezeichnung Liebstöckel ist aus dem lateinischen Namen Levisticum hervorgegangen, dieser wiederum bezeichnet die italienische Landschaft Ligurien.

Tipps für die Küche

Wichtigster Hinweis: Maggikraut muss mitgekocht werden, damit es angenehm würzt. Es ist empfehlenswert, ein wenig Liebstöckel bei der Bereitung von Fleischbrühen, Fleischsoßen und Hackfleischgerichten mitzukochen, weil dieses Gewürz den Fleischgeschmack verstärkt. Wer etwas Liebstöckel fein gehackt in Gemüse-, Kraut- oder Fleischeintöpfen mitkocht, erhöht die Bekömmlichkeit der Gerichte. Auch Fisch kann vorsichtig mit Maggikraut gewürzt werden.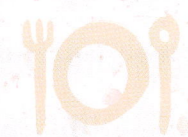
Liebstöckelwurzeln werden zum Aromatisieren von Magenschnäpsen und Kräuterlikören verwendet.

Hier zwei Rezepte zum Ausprobieren:

Schweinefilet gegrillt, mit saurer Liebstöckelsahne
Zartes Schweinefilet in Streifen schneiden, mit Öl bepinseln, mit Salz, Pfeffer aus der Mühle und grob gepulvertem getrockneten Liebstöckel sorgfältig einreiben und mit einigen Tropfen Zitronensaft beträufeln. Zugedeckt etwa 1 Stunde an kühlem Ort abstellen. Dann das Fleisch auf Spießchen schieben und über offenem Feuer rösten oder die Streifen auf dem Grillrost braten. Sehr heiß servieren. Dazu saure Sahne reichen, die mit gehackten Liebstöckelblättern, Tomatenwürfeln und klein geschnittenen Paprikaschoten verrührt wurde.

Tunfischsalat mit vielen Würzkräutern
Eine Knolle Sellerie schälen und raspeln. Dazu gibt man wenig frisch geraspelten Meerrettich und den Saft einer halben Zitrone. Man zerteilt den Inhalt einer größeren Dose Tunfisch in kleinere Stücke, gibt etwas Olivenöl dazu und schmeckt mit frisch gemahlenem schwarzen Pfeffer ab. Sellerie und Tunfisch miteinander vermischen und dann fein gehackten Schnittlauch, Sellerie- und Liebstöckelblätter dazu geben. Ausgehöhlte Tomaten mit diesem Salat füllen. Mit Weißbrot servieren. Dazu passen schwarze Oliven und leichter, aber trockener italienischer Rotwein.

Kerbel

Nur wer Kerbel frisch zur
Hand hat, wird seine Freude
an diesem Gewürzkraut haben.
Frischer Kerbel,
fein gehackt, gibt vielen
Speisen einen angenehm-
aromatischen Geschmack.
Zudem ist Kerbel
vitaminreich und
schafft körperliches
Wohlbehagen.

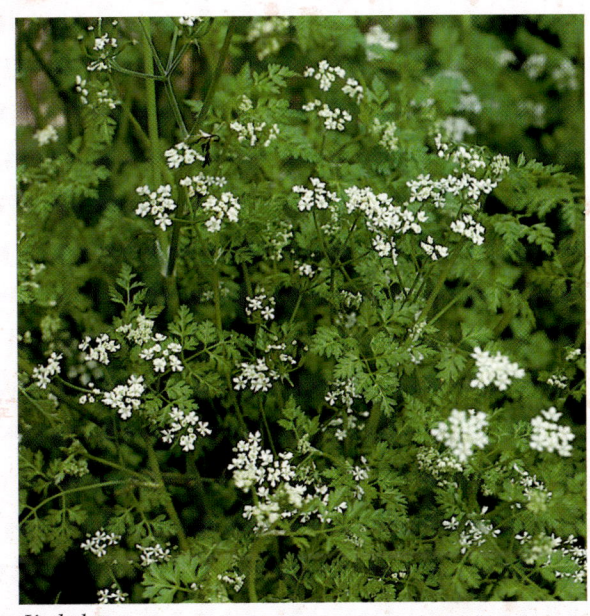

Kerbel

Wo und wie wächst Kerbel?

Der Garten- und Suppen-Kerbel, den wir als Gewürz
verwenden, ist in Südosteuropa und in Westasien heimisch. Abzugrenzen sind die wildwachsenden Verwandten, zum Beispiel der Wiesen- und Wald-Kerbel.
Dieser sollte für die Küche eher nicht verwendet werden, weil man ihn leicht mit giftigen Doldengewäch-
sen verwechseln kann.

Der Garten- und Suppen-Kerbel ist ein einjähriges Dol-
dengewächs, das eine Höhe von 40 bis 60 cm erreicht.
Aus einer dünnen, wenig verzweigten Wurzel ent-
springt der hohle, runde, fein gerillte und verästelte
Stängel. Die weichen, hellgrünen Laubblätter sind am
Rand und an der Unterseite behaart. Die Kerbelpflanze

blüht von Mai bis Juni mit unscheinbaren, weißen Blüten. Die sich dann bildenden Spaltfrüchte, die in der Form den Kümmelfrüchten ähneln, werden bei der Reife schwarz. Beim Anbau unterscheidet man verschiedene Arten: den glattblättrigen, den mooskrausen und den krausblättrigen Gartenkerbel.

Tipp für Hobbygärtner: Kerbel im Garten oder auf dem Balkon zu ziehen, ist recht einfach, weil die Pflanze keine besonderen Ansprüche an ihre Umwelt stellt. Sie gedeiht auch im Halbschatten und braucht lediglich einen lockeren und feuchten Gartenboden. Man sät Kerbel im März oder spätestens im April im Garten in einem Reihenabstand von etwa 10 cm aus. Da er schnell keimt, kann man ihn schon nach etwa 6 Wochen schneiden. Wer alle 14 Tage nachsät, kann draußen bis etwa Ende August immer frischen Kerbel ernten. Wer auch im Winter nicht auf frisches Kerbelkraut verzichten will, kann sein Glück im Blumentopf auf der Fensterbank oder im Kübel auf dem Balkon versuchen. Die einzige Pflege, die der Kerbel braucht, ist regelmäßiges Gießen, denn bei Trockenheit kommt er zu schnell zum Blühen. Sein volles und reinstes Aroma hat Kerbel jedoch vor der Blüte.

Wie schmeckt Kerbel?

Kerbel schmeckt ein wenig nach Anis oder auch nach Süßholz – das wird unterschiedlich empfunden. Auf alle Fälle schmeckt er angenehm aromatisch. Um seinen Wohlgeschmack zu entfalten, darf Kerbel nicht mit den Speisen gekocht werden. Er sollte nur frisch verwendet werden.

Was ist drin im Kerbel?

Welche Wirkungen sind zu erwarten?

Kerbelkraut enthält Vitamine und weitere Inhaltsstoffe, unter anderem ätherische Öle, die die Aktivität der Verdauungsorgane und die Nierentätigkeit anregen.

Tipps für die Küche

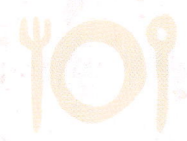

Am bekanntesten und beliebtesten ist die **Kerbelsuppe**, für die es eine Vielzahl von Rezepten gibt. Es ist wohl so, dass man jede gebundene Suppe, sofern nicht aromatische Gemüse die Grundlagen sind, zur Kerbelsuppe machen kann, wenn man entsprechend viel Kerbel darunter rührt.

Hier ein Rezept: Eine helle Mehlschwitze wird mit kräftiger Fleischbrühe gelöscht. Nur wenig Salz und evtl. etwas gepulverten Basilikum hinzufügen. Dann kommt saure Sahne dazu, die mit Eigelb vermischt wurde. Kurz vor dem Servieren wird reichlich gehackter Kerbel hinzugefügt. Zusammen mit einer Scheibe Weißbrot servieren, evtl. vorher eine Spur Glutamat zugeben - das hebt den Geschmack.

Wer Freude am Kerbelkraut hat, kann damit experimentieren. Quark oder anderer Weichkäse wird mit Kerbelkraut, Schnittlauch und Löwenzahnblättern im Frühling ein gerne gegessener Brotaufstrich. Auch in Kräuterbutter gehört Kerbel. Mit Kerbel und Estragon würzt man Soßen, wie etwa die Béchamel-Soße. Kerbel verbessert auch Weinessig. Weiterhin passt Kerbel zu Eierspeisen, vor allem Rührei und Omelett, auch Kochfisch verträgt Kerbelkraut als mildes Gewürz. Allen frischen Salaten gibt Kerbel eine besondere Note. Nur für Gerichte mit besonders intensivem Eigengeschmack, wie Wild oder fette Braten, eignet sich Kerbelwürze nicht.

Hier noch drei Rezeptvorschläge, die sich für Kerbel-würze anbieten:

Frühlingsbrotaufstrich

50 Gramm fein zerhackter Kerbel, 30 Gramm zerhack-te Birkenblätter, 20 Gramm Schnittlauch, 20 Gramm zerhackte Löwenzahnblätter und 250 Gramm Quark. Die zerhackten Kräuter unter den Quark mischen, gut verrühren und evtl. mit etwas Sahne streichfähig machen. Grobes Vollkornbrot schmeckt ganz beson-ders gut dazu.

Kerbelreissuppe mit Einlage

Zutaten: 1 Esslöffel Öl, 2 Esslöffel Langkornreis, 1 Liter Wasser, 1 Brühwürfel für 1 Liter Fleischbrühe, 1 Esslöf-fel Zitronensaft, 100 Gramm Kalbsbrät, 2-3 Esslöffel Kognak, 100 Gramm frisch gehackter Kerbel.

So wird's gemacht: Das Öl wird im Topf erhitzt und der Reis darin gewendet. Dann mit Wasser auffüllen, den Fleischbrühwürfel hineinbröckeln, den Zitronensaft hinzugeben und etwa 10 Minuten lang kochen. Das Kalbsbrät wird zu kleinen Klößchen geformt, die man in die kochende Suppe gibt. Nach einigen Minuten nimmt man den Topf von der Wärmequelle, fügt den Kognak hinzu und rührt den fein gehackten Kerbel dar-unter.

Kerbelomelett

Zutaten: 100 Gramm frischer Kerbel, 8 Eier, 8 Esslöffel Milch, 50 Gramm Butter.

So wird's gemacht: Den Kerbel sehr fein zerhacken. Eier und Milch verrühren und den Kerbel hinzufügen. Das Fett in zwei Pfannen heiß werden lassen und die Eimas-se mit dem Kerbel in die Pfanne geben und langsam braten. Wenn die Unterseite fest ist, die Omeletts auf eine vorgewärmte Platte gleiten lassen und dabei die eine Hälfte über die andere klappen.

Dill

Dill ist weit mehr als nur ein Einmachgewürz für Gurken. Dill enthält einen hohen Anteil an Mineralstoffen und ist daher ein äußerst gesundes Gewürzkraut. Außerdem bringt Dill Frische in die verschiedensten Gerichte.

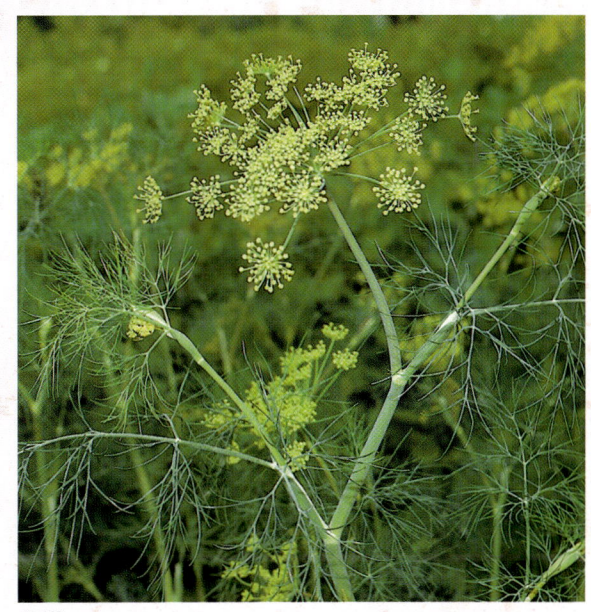

Dill

Wo und wie wächst Dill?

Die Pflanze aus der Familie der Doldengewächse stammt ursprünglich aus dem Orient. Bei uns wird Dill seit dem frühen Mittelalter in Klostergärten angebaut und gepflegt. Dill ist ein einjähriges Kraut, das im Aussehen dem Fenchel ähnelt und zwischen 50 und 100 cm hoch wird. Die Wurzel ist dünn und spindelförmig, der Stängel hohl, aufrecht und rein gerillt, mit grünen und weißen Längsstreifen durchzogen. Die Laubblätter bestehen aus feinen, haarförmigen Fiedern, die kleinen, gelben und zwittrigen Blütchen erblühen in den Monaten Juni bis August. Die länglichen Spaltfrüchte zerfallen bei der Reife in zwei Teilfrüchte. Die ganze Pflanze riecht sehr stark aromatisch und erfrischend, doch im Gegensatz zum Fenchel nicht süßlich.

Tipp für Hobbygärtner: Weil frische Dillspitzen der Trockenware in Wirkung und Geschmack überlegen sind, ist es erfreulich, dass sich Dill sehr leicht im Hausgarten anbauen lässt. Er ist recht anspruchslos und braucht lediglich einen etwas schwereren Boden. Man sät Dill in ein Gartenbeet, das vorher mit etwas Mineraldünger versetzt worden ist. Ab April sollte man im Abstand von 2 bis 3 Wochen säen, damit über einen langen Zeitraum frische Dillspitzen zur Verfügung stehen. Wegen der Größe der Pflanzen ist ein Reihenabstand von 25 bis 30 cm erforderlich. Dill wird flach ausgesät und leicht angedrückt. Dann keimt er spätestens in 3 Wochen. Außer gelegentlichem Aufhacken des Bodens und regelmäßigem Gießen (vor Staunässe unbedingt schützen!) braucht Dill keine weitere Pflege.

Was ist drin im Dill?

Welche Wirkungen sind zu erwarten?

Dill ist die Gewürzpflanze, die – nach dem Basilikum – den mit Abstand höchsten Mineralstoffgehalt aufweist. Vor allem ist viel Kalium im Dill enthalten. Möglicherweise ist dies der Grund für die wassertreibende Wirkung eines Tees aus Dillkraut. Das ätherische Öl im Dill besitzt eine leichte verdauungsfördernde und krampflösende Wirkung, ähnlich dem Kümmel, jedoch schwächer.

Die alten Griechen und Römer schrieben dem Dill oft recht merkwürdig anmutende Eigenschaften zu. Ein Zecher, der weit über den Durst getrunken hatte und zu Narrheiten aufgelegt war, wurde mit einem aus Dillkraut geflochtenen Kranz bekrönt und auf diese Weise vor Torheiten bewahrt. Vielleicht war es der beruhigende Duft frischen Dillkrautes, der hier wirksam wurde, denn im Mittelalter erfreute sich der Dill des Rufes, einen festen und tiefen Schlaf hervorzurufen – ohne Nebenwirkungen, wenn man auch noch ein Sträußlein Dill unter das Kopfkissen legte.

Auch die Volksmedizin schrieb dem Dill zahlreiche Wirkungen zu, von denen jedoch keine nach heutigen Erkenntnissen belegbar ist. So wurde Dill früher zur Förderung der Milchbildung bei stillenden Müttern gegeben, zur Appetitanregung und gegen Blähungen und, als Sirup zubereitet, unruhigen Kindern verabreicht.

Heute wird Dill nicht mehr medizinisch verwendet, er gilt jedoch als wichtiges Gewürz in der Diätküche für Diabetiker, Leber- und Gallepatienten.

Tipps für die Küche

Frische Dillblattspitzen verleihen weißen Soßen und Fischsoßen sowie klaren und gebundenen Suppen einen besonderen Geschmack; sie verfeinern Eierspeisen, Aal, Forelle und Karpfen.

Getrocknete Dillspitzen passen zu Hackfleisch, zu Kartoffeleintöpfen, Gemüse und Weichkäsezubereitungen. Die ganzen oberen Triebe werden frisch oder getrocknet verwendet als Einmachgewürz für Gurken, Rote Bete, Schalotten und selbst angesetztes Sauerkraut. Sie eignen sich auch als Beigabe zu Kräuteressigen.

Wer bisher Dill wenig benutzt hat und experimentieren möchte, kann folgendes Rezept für einen **Brotaufstrich** ausprobieren:

Zwei weich gekochte Eier werden mit einer Gabel sehr fein zerdrückt und leicht gesalzen. Darunter verrührt man sehr gründlich einen Teelöffel sehr feingeschnittene Dillspitzen. Streicht man diese Mischung auf einen frischen Buttertoast, erlebt man den herrlichen Geschmack des Dillkrauts.

Wer nicht an frische Dillspitzen herankommt, kann
das Rezept auch mit getrocknetem Dill versuchen.
Dann versetzt man 1/2 Teelöffel getrockneten Dill mit
einem Teelöffel Olivenöl, verreibt diese Mischung
gründlich und verrührt sie dann mit den gehackten
Eiern.

Wem dieser Geschmack gefällt, kann weiter probieren:
Zum Beispiel Dillspitzen unter Weichkäse, besonders
Quark, rühren, zusammen mit Schnittlauch auf ein
Butterbrot geben und Salate und Soßen mit Dill wür-
zen.

Hier noch ein Rezept für einen leckeren **Dill-Fisch-
Salat.**
Man verrührt 3 Esslöffel Majonäse mit 2 Esslöffeln
Sahne und gibt 1 Esslöffel Tomatenketchup, 1 Spritzer
Tabasco sowie 2 bis 3 Esslöffel gehackte Dillspitzen
dazu. Diese Mischung wird gründlich durchgerührt
und mit Salz, Zucker und Orangensaft abgeschmeckt.
Etwa 500 bis 600 Gramm gekochter oder gebratener
Seefisch wird auseinander gepflückt und unter die Soße
gerührt. Kalt servieren, dazu Stangenweißbrot oder
Toast reichen. Als Getränk passt ein grauer Burgunder
oder Chablis.

Junge Würzkräuter aus der freien Natur

Hier sollen 6 Würzkräuter vorgestellt werden, die bei uns in der freien Natur wild wachsen. Es lohnt sich, nach ihnen Ausschau zu halten und im April, evtl. noch im Mai, die ersten Triebe zu ernten. Man kann diese Kräuter unter Salate mischen, ganz fein gehackt unter Weichkäse geben oder aufs Butterbrot streuen. Das Aroma junger Würzkräuter regt den Fluss der Verdauungssäfte an, schwemmt Wasser aus dem Körper und trägt somit zum Wohlbefinden bei. Nicht zu vernachlässigen ist außerdem der hohe Vitamingehalt frischer Kräuter. Und Vitamine, besonders Vitamin C, brauchen wir im Frühjahr besonders reichlich.

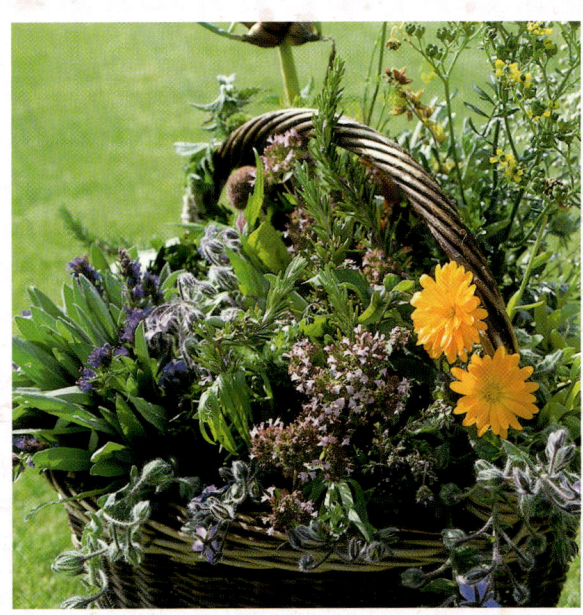

Junge Würzkräuter aus der freien Natur

Scharbockskraut

Das Scharbockskraut ist ein Hahnenfußgewächs, das bei uns in lichten Wäldern, in Gebüschen, an Wegrändern und auch auf Kulturland vorkommt. Es fällt auf durch seine leuchtend gelben Blüten. Die Blätter sind fettigglänzend, gestielt, nierenförmig, am Rand gesägt oder gezähnt. Eine Besonderheit dieser Pflanze ist die Ausbildung von Brutknospen, die wie Weizenkörner aussehen und der ungeschlechtlichen Vermehrung dienen. Manchmal werden sie in so großer Menge ausge-

bildet und durch Regenschauer weggespült, dass es aussieht, als habe es Weizen geregnet. Das junge Scharbockskraut enthält noch keine Scharfstoffe, sodass es sich zusammen mit Schnittlauch als gesunder Brotbelag eignet. Es ist auch ein beliebter Zusatz zu allen Frühlingssalaten, die zum Beispiel auch reichlich Löwenzahnblätter, junge Birkenblätter, Vogelmiere, Spitzwegerichblätter, Brennnesselblätter und Giersch enthalten sollten.

Schafgarbe

Die Schafgarbe ist ein Korbblütengewächs, das auf Wiesen, an Weg- und Feldrändern wächst. Schafgarbe kommt bei uns sehr häufig vor, sodass es keine Schwierigkeiten macht, genügend frische junge Blätter zu finden. Die jungen Schafgarbenblätter sind sehr würzig, deshalb sollte man sie vorsichtig verwenden. Sie passen in Frühlingssuppen und können unter Weichkäse gerührt werden. Oder sie werden in kleiner Menge (nicht mehr als 5 bis 10 Prozent) Salaten beigemischt. Gesammelt werden die ganz jungen Blätter im zeitigen Frühjahr, und zwar die Rosettenblätter, aus denen später der Spross entspringt.
Wichtiger Hinweis: Es gibt zunehmend Menschen, meist Pollenallergiker, die auf Schafgarbe allergisch reagieren. Wer nach dem Genuss von Schafgarbe allergische Reaktionen verspürt, muss auf dieses Würzkraut verzichten.

Knoblauchsrauke

Die Knoblauchsrauke ist ein Kreuzblütler, der in Laubwäldern, Hecken und Gebüschen, an Zäunen und auf Schuttplätzen wächst. Sie ist bei uns recht häufig zu finden. Unverwechselbar zu erkennen ist sie an den weißen Blüten am Ende der aufrechten Stängel, den nierenförmigen, oben stark buchtigen Blättern, vor allem aber an dem Knoblauchgeruch aller Pflanzenteile, der vor allem beim Zerreiben auftritt. Verwendet werden die jungen Blätter. Sie passen überall dort, wo auch Schnittlauch passend ist. Frühlingssalate, Suppen und Eintöpfe werden durch Knoblauchsraukenblätter pikant gewürzt, alle Weichkäse vertragen die Würze bestens.

Wiesenschaumkraut

Das Wiesenschaumkraut ist ein Kreuzblütler, der auf feuchten Wiesen, in Obstgärten und Gebüschen wächst. Die Pflanze wird etwa 30 cm hoch. Der Stängel ist hohl, saftig, zumeist etwas bereift und rund. Die Blätter sind unpaarig gefiedert, langgestielt, mit kurzgestielten Teilblättchen versehen. Die Blüten sind blassrosa. Für Würzzwecke werden die Fiederblättchen gesammelt, die einen kresseähnlichen Geschmack haben. Sie ergeben zusammen mit Rapunzel (Feldsalat), Löwenzahn, Brennnessel, Sauerampfer, Hederich und jungen Birkenblättern einen „blutreinigenden Frühlingssalat". Sie geben aber auch, fein gehackt, Suppen und Eintöpfen einen erfrischenden Geschmack.

Beifuß

Der Beifuß ist ein Korbblütler und der mildere Bruder des Wermut (vgl. S. 92-95). Er wächst an Wegrändern, auf Schuttplätzen, an Flussufern und im Gebüsch. Die Pflanze wird bis zu 2 m hoch und verholzt unten. Der aufrechte Stängel ist rötlich angehaucht. Die Blätter sind auf der oberen Seite dunkelgrün und meistens kahl, auf der unteren Seite weiß-filzig. Sie sind fiederspaltig mit gesägten Zipfeln. Im oberen Teil der Pflanze befinden sich in langen Rispen angeordnete, kleine, rote oder gelbliche Blütenkörbchen. Die oberen Teile der jungen Pflanze sind ein aromatisches Gewürz, das der besseren Verdauung fetter Speisen dient. Beifuß passt in Eintöpfe, Suppen, Gemüse, vor allem aber auch zu Bratkartoffeln. Auch in Salaten kann der fein gehackte Beifuß zur Geschmacksverbesserung beitragen.

Linde

Sowohl die Sommerlinde als auch die Winterlinde liefern uns in Form ihrer jungen Laubblätter einen gesunden Brotbelag, den Kinder besonders schätzen. Ein **Sandwich mit Lindenblättern** wird so hergestellt: Zwei dünne Scheiben Schwarzbrot werden mit etwas Zitronensaft beträufelt, mit ungesalzener Butter oder Margarine bestrichen und dick mit jungen, vorher gewaschenen Lindenblättern belegt. Wer es mag, darf auch eine Scheibe Käse oder gekochten Schinken dazwischen legen. Es sollte selbstverständlich sein, keine Lindenblätter von Bäumen zu verwenden, die an viel befahrenen Straßen wachsen. Geeignet sind alle Linden, die in Gärten oder an Waldrändern stehen.

Gewürzfenchel
Gemüsefenchel

Fenchel zählt zu den ältesten Gewürzpflanzen der Welt. Wir schätzen Fenchelfrüchte als Verdauungshilfe und geben bereits kleinsten Babys Fencheltee gegen Blähungen. Immer mehr Freunde findet auch der Gemüsefenchel – als Salat oder Gemüse lecker zubereitet.

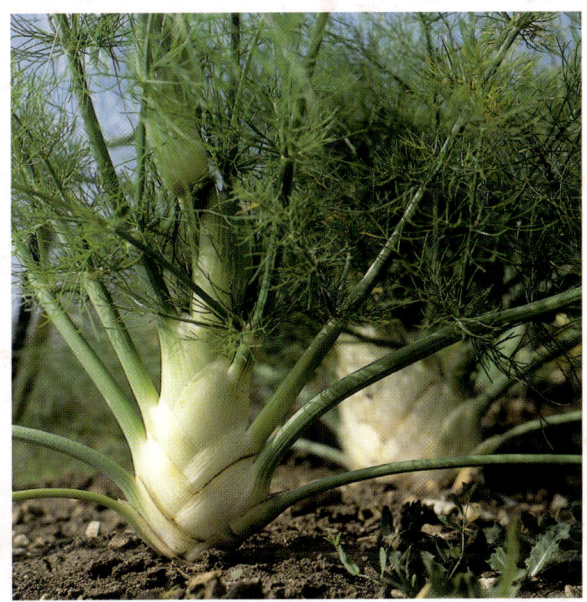
Gewürzfenchel, Gemüsefenchel

Wo und wie wächst Fenchel?

Die Fenchelpflanze ist ein ein- bis mehrjähriges Doldengewächs, das im Mittelmeerraum zu Hause ist. Sie besitzt eine fleischige Wurzel und erreicht eine Höhe von 1 bis 2 Metern. Der stielrunde Stängel ist fein gerillt, blau bereift und im oberen Teil reich verästelt. Die Blattzipfel der Pflanze werden zum Würzen von Salaten und Soßen genutzt. Die gelben Blüten sind in Doppeldolden angeordnet. Die Blütezeit fällt in die Monate Juli bis September. Die Spaltfrüchte zerfallen bei der Reife in zwei Teilfrüchte. Dies sind die Fenchelfrüchte, die wir für die Tee-Zubereitung und als Gewürz kennen. Fälschlicherweise wird oft von „Fenchelsamen" gesprochen. Der Gemüsefenchel, auch Bologneser Fenchel, Knollen- oder Zwiebelfenchel genannt, wird etwa einen halben Meter hoch. Die unteren Blätter besitzen zwiebelartige Blattscheiden. Diese sind saftreich und schmecken süßlich.

Was ist drin im Fenchel?

Welche Wirkungen sind zu erwarten?

Die Fenchelfrüchte enthalten viel ätherisches Öl, das verdauungsfördernd, blähungstreibend und leicht krampflösend wirkt.

Tipps für die Küche

Leider werden in Küche und Backstube viele Fehler im Umgang mit Fenchel gemacht. Es ist nicht jedermanns Geschmack, auf ganze Fenchelfrüchte zu beißen. Will man zum Beispiel ein Sauerkraut- oder Gemüsegericht würzen, um es bekömmlicher zu machen, so kocht man den zerdrückten Fenchel am besten in einem Säckchen mit, das vor dem Servieren des Gerichts wieder entfernt wird. Soßen, die mit Fenchel gewürzt werden, sollte man vor dem Servieren durchsieben. Zum Brotbacken solte man ganz fein gemahlenen Fenchel benutzen. Bei Süßspeisen darf man auf keinen Fall überwürzen!

Fenchel ist wichtiger Bestandteil vieler Würzgebäcke, zahlreicher Bonbons, Schnäpse und Marmeladen. Er passt auch zu Pichelsteiner, zu Rote-Bete-Salat, Kohlrabigemüse, Spinat. Eingemachte Früchte wie Kürbisse, Gurken, Tomaten gewinnen an Geschmack, wenn man sie mit Fenchelblättern würzt, ebenso Fischsuppen und Weichkäse. Fenchelblattspitzen passen sehr gut in Salate, auch Obstsalate.

Hier zwei Rezepte, um Gemüsefenchel besser kennenzulernen, und ein Rezept, das Fenchelblattspitzen als
Würze benutzt.

Gemüsefenchel mit Roquefortkäse:
Einen großen Gemüsefenchel von der äußeren Schale
befreien und etwa eine Stunde lang in Wasser legen.
Dann in ganz feine Stückchen zerschneiden und mit
etwas Zitronensaft beträufeln. (Man kann den Gemüsefenchel auch durch einen Fleischwolf, mittlere Scheibe,
drehen oder ihn grob pürieren.) Dann rührt man sich
eine Roquefort-Creme aus Butter, wenig Kondens-
milch, etwas altem Kognak und reichlich Roquefortkä-
se an und vermischt diese Creme gründlich mit dem
Gemüsefenchel, etwa im Verhältnis 2 zu 1. Diese
Mischung serviert man zu Parmaschinken, Salami oder
auch zu kaltem Braten. Eine Scheibe Toast schmeckt
dazu ebenfalls. Und natürlich muss diese „Vorspeise"
ein trockener Weißwein begleiten.

Gemüsefenchelsuppe:
3 Fenchelknollen werden nach dem Einweichen in kaltem Wasser fein zerschnitten, dann mit Rindfleisch-
brühe gar gekocht. Diese Suppe wird durch ein grobmaschiges Sieb geschlagen und mit einer Tasse saurer
Sahne versetzt. Mit wenig Salz, reichlich weißem Pfeffer, Zitronensaft und trockenem Frankenwein abschmecken. Mit Stangenweißbrot servieren.

Soße mit Fenchelblättern:
Im Wasserbad bereitet man eine Creme aus 2 Eigelb, 2
Esslöffeln Butter, 1 Esslöffel Zitronensaft und 2 Esslöf-
feln Wasser. Dann (kurz vor dem Servieren) werden 2
Esslöffel fein gehackte Fenchelblattspitzen daruterge-
mischt. Diese Soße passt zu Kochfisch, gekochtem
Schinken und ganz besonders zu zartem, gekochtem
Rindfleisch.

Anis

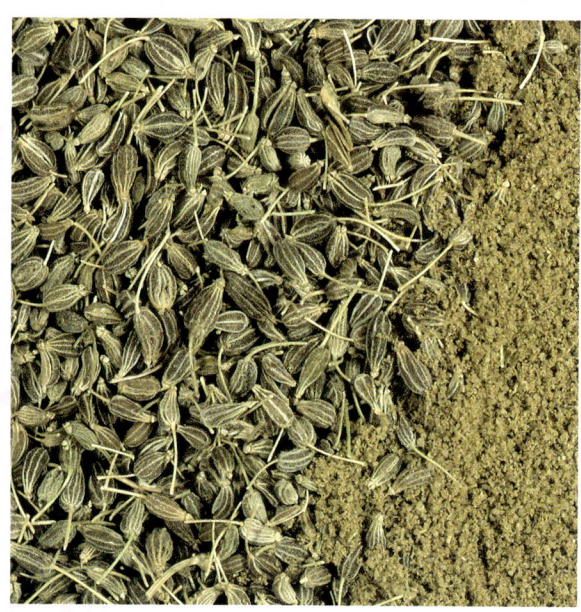

Anis

Das Würzen mit Anis ist heutzutage nicht mehr „in". Das ist sehr bedauerlich, denn Anis ist eines der gesündesten Gewürze. Wer Fenchel und Kümmel schätzt, wird auch Anis mögen. Anis sollte stets sparsam verwendet werden: Eine mit Anis überwürzte Speise hebt den Wohlgeschmack leider nicht an, sondern vermindert ihn erheblich. Ausnahmen bestätigen die Regel: Weihnachtliche Anisplätzchen dürfen stark gewürzt sein. Und die berühmten Anisschnäpse Anisette, Ouzo oder Pernod, in denen der Anisgeschmack absolut im Vordergrund steht, hatten und haben zu allen Zeiten ihre Liebhaber (auch wenn sie nicht jedermanns Geschmack sind).

Wo und wie wächst Anis?

Die Heimat der Anis-Pflanze dürfte das östliche Mittelmeergebiet sein. Die heutigen Anbaugebiete liegen im gesamten Mittelmeerraum, in Indien, in der Türkei, in Ägypten und Spanien. Die einjährige Pflanze, die auch „runder Kümmel", „süßer Fenchel", „Brotsame" oder „Anis-Bibernelle" genannt wird, erreicht eine Höhe von 30 bis 50 cm. Sie ist in allen Teilen fein behaart.

Der Stängel ist feingerillt und verästelt sich nach oben. Im Juli und August blühen die Doppeldolden mit feinen, weißen Blüten. Die daraus hervorgehenden Früchte sind unser Gewürz- und Arzneianis.

Was ist drin im Anis?

Welche Wirkungen sind zu erwarten?

Im alten Griechenland und Rom sowie im Mittelalter zählte Anis zu den beliebtesten Würz- und Arzneipflanzen, das belegen alte Texte und Kräuterbücher. Die Verwendung als Husten- und Magenarznei stand dabei im Vordergrund. Die Anisfrüchte enthalten viel ätherisches Öl, dem auch nach modernen wissenschaftlichen Erkenntnissen eine Heilwirkung zukommt. Aniszubereitungen lindern Verdauungsbeschwerden und helfen bei Katarrhen der Luftwege.

Tipps für die Küche

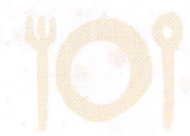

Wer Anis als verdauungsförderndes Gewürz richtig ausnutzen möchte, muss damit experimentieren. Hier ein Vorschlag mit Rot- und Weißkohlgemüse: Bereiten Sie Rotkraut wie gewohnt zu. Wenn es zum Schluss nur noch wenige Minuten kochen muss, gibt man wenig frisch zerstoßenen Anis hinzu, rührt gut durch und probiert. Wenn der Geschmack zusagt, experimentieren Sie mit Weißkraut weiter, später dann auch mit anderen Kohlarten, Kraut- und Gemüseeintöpfen. Man kann auch probieren, helle oder dunkle Soßen, die zu schwerverdaulichen Speisen gereicht werden, mit Anis zu würzen. Anis wirkt als zuverlässige Verdauungshilfe und verhindert – insbesondere bei Kohlgerichten – ebenso wie Fenchel und Kümmel das Aufkommen von

Blähungen. In Indien ist Anis übrigens in Currymischungen enthalten, die vorzugsweise für Gemüsegerichte verwendet werden.

Anis passt auch vorzüglich zu den verschiedensten Süßspeisen, besonders zu Zwetschgen- und Pflaumenmus. Man verwendet frisch gemahlene oder frisch zerstoßene Samen. Ganzen Anis nimmt man für eingemachte Früchte oder für Rote-Bete-Salat.

Auch Brot kann mit Anis gewürzt werden. Ein typisches Gewürzbrot ist der Vintschgauer Fladen, der zusätzlich noch Fenchel und Kümmel enthält. Insgesamt eine wirkungsvolle Verdauungshilfe für den rotweißen Speck, den die Südtiroler zu ihrem Fladenbrot essen.
Hier ein Rezept für ein **Anisbrot**, das zu einer klaren oder gebundenen Suppe schmeckt:
Eine Scheibe frisches Schwarzbrot wird so getoastet, dass es „kracht" (evtl. zweimal toasten). Dann bestreicht man es mit Butter und streut darauf eine Mischung aus Salz, Anis und Koriander, die man sich vorher frisch angerieben hat.

Sternanis ist mit Anis botanisch nicht verwandt. Anisähnlich sind allerdings der Geruch und Geschmack des Sternanis, der als Punsch- und Glühweingewürz verwendet wird sowie in der Weihnachtsbäckerei und der Spirituosenindustrie.

Kümmel

„Normaler" Kümmel,
auch Wiesenkümmel genannt,
Kreuzkümmel und Schwarz-
kümmel – sie sind alle gesund
und haben ihre Liebhaber,
werden von manchen
Menschen aber auch leiden-
schaftlich abgelehnt.
Wichtig ist – wie bei
vielen Gewürzen –
vor allem der richtige
Umgang mit Kümmel.

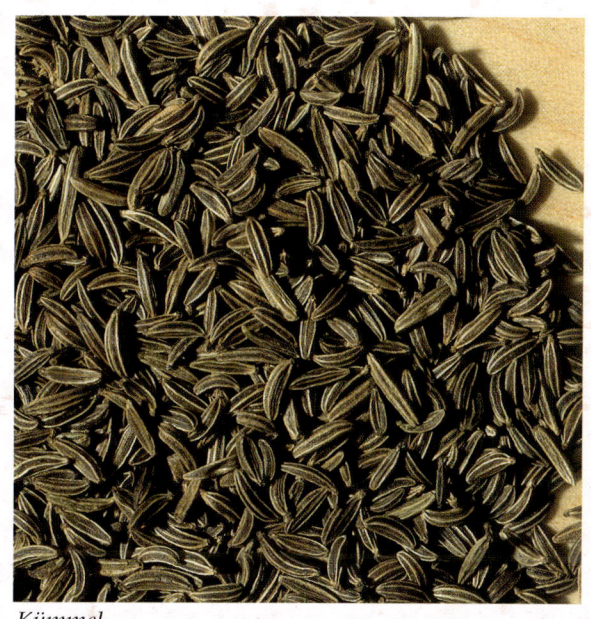

Kümmel

Wo und wie wächst Kümmel?

Der in Europa heimische Wiesenkümmel kommt zwar
noch wild vor, wächst jedoch heutzutage als Arznei-
und Gewürzkümmel in Kulturen. Die Pflanze aus der
botanischen Familie der Doldenblütler ist zwei- bis
mehrjährig. Aus einer spindelförmigen Pfahlwurzel
entwickelt sich ein aufrechter, gefurchter Stängel, an
dem die Blättchen sitzen. Die Blütenstände bilden
Doppeldolden, die Einzelblüten sind klein und meist
weiß gefärbt, seltener auch rötlich. Die Blütezeit fällt in
die Monate Mai bis Juni. Die reifen Früchte, unser
Gewürz- und Arzneikümmel, zerfallen in zwei sichel-
förmig gebogene Teilfrüchte.
Der Kreuzkümmel, ebenfalls ein Doldengewächs, soll
die Urform unseres Kümmels sein. Kreuzkümmel hat

wechselständige Blätter. Die weißen Blüten besitzen an den Spitzen der Blütenblätter eine grünliche oder bläuliche Färbung. Als Gewürz werden die Samen verwendet, die scharf dreikantig, runzelig und schwarz sind. Sie schmecken pfeffrig-scharf und eigenartig aromatisch.

Tipps für den Einkauf

Kümmel sollte man immer im Ganzen einkaufen, nicht gemahlen als Kümmelpulver. In pulverisierter Form verliert das Gewürz sehr schnell seinen Duft und die Wirkstoffe. Wer Kümmel als Verdauungshilfe mag, sollte sich für die Küche oder den Esstisch eine Kümmelmühle anschaffen, um Kümmel jederzeit frisch gemahlen den Speisen zugeben zu können.

Was ist drin im Kümmel?

Welche Wirkungen sind zu erwarten?

Alle genannten Kümmelarten entfalten eine verdauungsfördernde Wirkung, verhindern Blähungen und ein unangenehmes Völlegefühl nach den Mahlzeiten. Selbst Menschen mit empfindlicher Galle vertragen viele Speisen sehr viel besser, wenn sie mit Kümmel gewürzt wurden. All die vielen Schnäpse und Liköre, die ätherisches Kümmelöl enthalten, sind hervorragende „Verdauungsarzneien". Die Spirituosen-Industrie verwendet sowohl Wiesenkümmel als auch Kreuzkümmel für ihre Schnäpse.

Die verdauungsfördernde Wirkung von Kümmel ist übrigens seit langem bekannt, und Kümmel kann als eines der ältesten Gewürze der Welt bezeichnet werden. Es gibt Belege dafür, dass Kümmel bereits in der Jungsteinzeit als Gewürz und Arznei verwendet wurde.

Tipps für die Küche

Es ist nicht jedermanns Sache auf ein ganzes Kümmelkorn zu beißen. Deshalb empfiehlt sich in vielen Fällen, Kümmel in gemahlener Form zu verwenden oder aber, zum Beispiel beim Kochen von Kohlgerichten, ein Säckchen zu verwenden, in dem zerdrückter Kümmel mitgekocht wird. Vor dem Servieren dann die Speise gründlich durchrühren und das Säckchen entfernen.

Gemahlener Kümmel passt zu frischem Brot und Brötchen, zu allen Kraut- und Kohlgerichten, Eintöpfen, Bohnengerichten, Bratkartoffeln, Rühreiern und Käse.
Kreuzkümmel hat einen sehr eigenartigen Geschmack, den man zunächst einmal kennenlernen sollte. Zum Experimentieren mit gemahlenem Kreuzkümmel eignen sich gekochter Reis, aber auch Käse. Wer den Geschmack mag, kann gemahlenen Kreuzkümmel als alleiniges Gewürz für Hackfleisch probieren. Kreuzkümmel ist auch häufiger Bestandteil von Currymischungen.
Schwarzkümmel wird als Brot- und Wurstgewürz verwendet und geschätzt.

Ein bisschen problematisch ist, dass Kümmel kein anderes aromatisches Gewürz neben sich duldet. Einzige Ausnahme ist der schwarze Pfeffer.

Wacholderbeeren

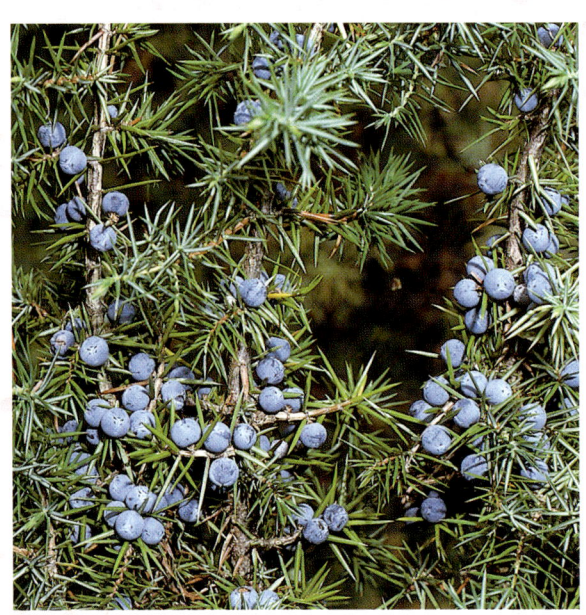

Früher räucherte man mit Wacholderbeeren die Wohnung aus, um sich so vor bösen Geistern und Krankheit zu schützen. Heute sieht man die Wirkung der blauschwarzen Beeren nüchterner. Man schätzt sie als aromatisches, verdauungsförderndes Gewürz.

Wacholderbeeren

Wo und wie wächst Wacholder?

Der Wacholder gehört zu den rund 60 auf der Nordhalbkugel verbreiteten Zypressenarten. Er wächst mit Vorliebe an Berghängen, in Heidegebieten und in Mooren, aber auch als Unterholz in lichten Wäldern. Dabei kommt er entweder als niederliegender Strauch oder als größerer, säulenförmiger Baum nit anliegenden Zweigen vor. Die etwa 1 cm langen Blätter sind nadelförmig, starr und spitz. Die unscheinbaren Blüten befinden sich getrenntgeschlechtlich auf verschiedenen Pflanzen.

Nach der Befruchtung reifen die beerenartigen Früchte (botanisch sind es Zapfen) heran. Sie sind im dritten Jahr kugelrund, blauschwarz, im Durchmesser etwa 8 mm groß und werden als Arznei und Gewürz verwendet.

Wie schmecken Wacholderbeeren?

Ganze Wacholderbeeren sind fast geruchlos. Zerdrückt oder gemahlen riechen sie ausgesprochen würzig-aromatisch. Der Geschmack ist kräftig aromatisch, vielleicht etwas süßlich.

Was ist drin in Wacholderbeeren?

Welche Wirkungen sind zu erwarten?

Wacholderbeeren enthalten viel ätherisches Öl, deshalb werden sie seit alten Zeiten gleichermaßen als aromatisches Gewürz und als wirkungsvolle Arznei geschätzt.
Die Volksmedizin, beeinflusst durch den Wasserdoktor Kneipp, gebrauchte Wacholderbeeren als Mittel gegen Husten, gegen Rheuma und Gicht, zur Blutreinigung und vor allem als Magenmittel. Auch die moderne, naturwissenschaftlich ausgerichtete Medizin erkennt die Wirkung von Wacholderbeeren als Mittel gegen Verdauungsbeschwerden an.
Hausfrauen wissen um die Wirkung von Wacholderbeeren als Gewürz, das Blähungen verhindert, die Esslust fördert und Speisen bekömmlicher macht.

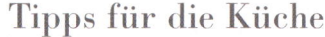
Tipps für die Küche

Wie immer kommt es bei der Verwendung in der Küche auf die richtige Dosis an. Es ist nicht jedermanns Sache, mit Wacholder überwürzte Gerichte zu essen. Als Richtzahlen gelten: Ausreichend sind 3 bis 5 ganze Wacholderbeeren oder 2 bis 3 zerdrückte Beeren pro Person. Man verwendet Wacholderbeeren im Sauerkraut oder Fischsud zumeist ganz und entfernt sie vor dem Servieren. Man gebraucht sie aber auch zerdrückt, um sie stärker zur Wirkung kommen zu lassen. Zerdrückte Beeren kann man auch gut in ein Säckchen geben und dieses in Eintöpfen, Sauerkraut- und Kohlgerichten und in Wildgulasch mitkochen. Wird der Würzgeschmack als ausreichend empfunden (die Speise immer ausreichend umrühren!), kann das Säckchen entfernt werden.

Fein gemahlene Wacholderbeeren, mit etwas Salz und Thymian verrieben, sind eine angenehme Würze für Bratkartoffeln, fetten Käse und fetten Aufschnitt.
Für dunkle Fleisch- und Wildsuppen sind Wacholderbeeren die Würze der Wahl. Und sie gehören in Soßen, die zu Braten und Wildgerichten gereicht werden. Ebenso verwendet man sie beim Einlegen von Fisch und Gemüsen.

Wer mit Wacholderbeeren zunächst experimentieren möchte, kann es mit Gemüsen verschiedenster Art versuchen. Das Gemüse wird wie gewohnt zubereitet, doch es werden 2 bis 3 zerdrückte Wacholderbeeren mitgekocht, die kurz vor dem Servieren wieder entfernt werden. Wirsing zum Beispiel gewinnt dadurch spürbar an Wohlgeschmack, besonders wenn auch Muskat verwendet wird.

Und hier noch ein Rezept für einen würzigen **Rehrücken** zum Ausprobieren:

Zutaten: 1 Liter Buttermilch, 8 Wacholderbeeren, 1 Lorbeerblatt, 4 schwarze Pfefferkörner, Saft einer halben Zitrone, 1 Kilogramm Rehrücken, 150 Gramm geräucherter, fetter Speck, Salz, etwas Salbei, 60 Gramm Margarine, 1/4 Liter heiße Fleischbrühe, 5 Esslöffel Rotwein, 1 Esslöffel Mehl, 100 Gramm Sauerrahm.

So wird's gemacht: Buttermilch, Gewürze (Wacholderbeeren und Pfefferkörner zerstoßen), Zitronensaft in einer Schüssel mischen und den gehäuteten Rehrücken 24 Stunden in die Beize legen. Speck in Streifen schneiden und mit einer Spicknadel in den Rehrücken ziehen. Mit Salz, Pfeffer und Salbei einreiben. Margarine erhitzen, Rehrücken 10 Minuten rundherum anbraten, heiße Fleischbrühe zugießen und zugedeckt bei 200 Grad Celsius etwa 50 Minuten im vorgeheizten Ofen garen.

Rehrücken warm stellen. Bratfond mit Rotwein und Wasser unter Umrühren loskochen. Fleisch in Scheiben schneiden und mit Soße übergießen. Rest der Soße getrennt servieren.

Wildfrüchte

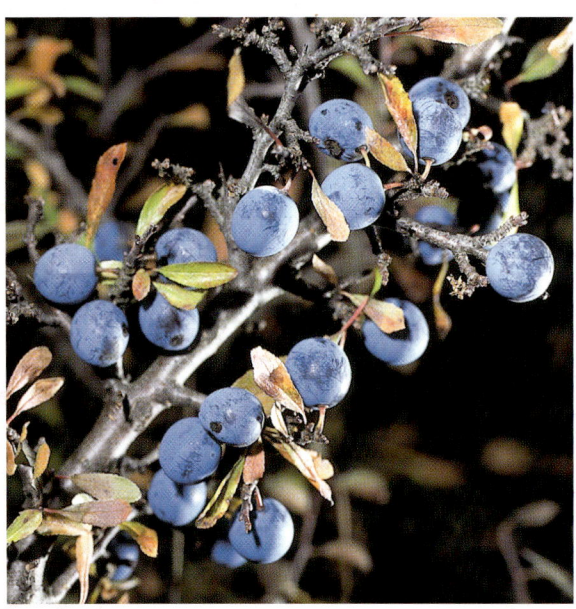

Schlehen

Wildfrüchte wie Preisel-
beeren, Holunderbeeren,
Schlehen, Eberesche und
Hagebutten serviert man gern
als „würzende" und wohl-
schmeckende Beilage zu
Fleischgerichten. Sie liefern
uns Vitamine, Mineralstoffe,
Spurenelemente und
erfrischende Fruchtsäuren.
Das alles sind Stoffe, die der
menschliche Organismus
für seine Funktion, aber auch
fürs Wohlbefinden braucht.
Außerdem regen Wildfrüchte
und deren Zubereitungen
den Appetit und den Fluss
der Verdauungssäfte an –
so machen sie die
Mahlzeiten bekömmlicher.

Preiselbeeren

Die Preiselbeere ist ein zierlicher, niedriger Halbstrauch mit glänzenden Blättern, der in ganz Europa vorkommt. Bei uns findet man sie besonders reichlich in der Oberpfalz und in der Lüneburger Heide. Die kleinen, weißrosa Blütchen sind in Trauben angeordnet. Im Sommer finden sich Bienen und Hummeln ein, um die Blüten zu bestäuben. Danach entwickeln sich im Spätsommer oder Frühherbst scharlachrote Beeren von herb-aromatischem Geschmack.

Preiselbeerkompott ist eine traditionelle Beilage zu Wildgerichten. Das eigenwillige, köstlich-herbe Aroma mit säuerlichem Unterton passt so unvergleichlich gut zu Wildbraten, dass man es geradezu vermisst, wenn keine Preiselbeeren gereicht werden.

Man sollte Preiselbeeren, wenn möglich, selber sammeln und zubereiten, damit sichergestellt ist, dass nur vollreife Preiselbeeren verarbeitet werden. Unreife Preiselbeeren faulen nämlich beim Aufbewahren. Man muss die Früchte gleich nach der Ernte zubereiten. Rezepte für ein gutes Preiselbeerkompott findet man in alten und neuen Kochbüchern.

Holunderbeeren

Der Holunder wächst bei uns in Gärten, auf dem Land an Stallungen, Wohnhäusern und Scheunen. Als „Wohnsitz der Frau Holle", für den ihn unsere Vorfahren hielten, genoss der Holunder immer besondere Wertschätzung. Holunder findet man auch häufig in Hecken und Gebüschen, an Bachufern und Waldrändern.
Der Holunder wächst als ästiger Strauch oder als kleiner Baum, der zwischen 3 und 7 Meter hoch wird. Kenn-

zeichen sind die warzige, unangenehm riechende
Rinde, die markigen Äste und Zweige mit ihren gegen-
ständig angeordneten Blättern sowie die trugdoldigen
flachen Blütenstände. Aus den weißen Blüten entwickeln sich zuerst rote, dann schwarze bis violett-
schwarze Beeren. Aus diesen bereitet man das Holun-
derwürzmus.

Holunderbeeren besitzen einen eigenwilligen Geschmack und erfreuen sich recht unterschiedlicher
Beliebtheit. Mancherorts bleiben sie völlig ungenutzt,
woanders gelten sie als Kostbarkeit und werden zu
Wein, Saft und Mus verarbeitet. Als Mus stellen sie eine
vitaminreiche Fleischbeilage dar, die besonders zu
Huhn, Kalb oder Pute schmeckt. Holunderbeeren
zeichnen sich durch einen hohen Gehalt an Vitamin A,
B und C aus.

Schlehen

Die wichtigsten Standorte für Schlehen sind Heidege-
biete und Wege. Der Schlehenstrauch bevorzugt Kalk-
boden und wird 1 bis 3 Meter hoch. Die Zweige laufen
in spitze Dornen aus, die Blätter sind gestielt und länglich und am Rand gesägt. Noch bevor die Blätter ausgebildet werden, entfalten sich die weißen Blüten, aus
denen sich die Beeren entwickeln. Im reifen Zustand
sind die Beeren dunkelblau und sehen bereift aus.

Die Schlehenfrüchte schmecken so herb-sauer, dass
man sich kaum für sie erwärmen kann. Aber nachdem
sie den ersten Frost abbekommen haben, sind sie milder im Geschmack. Zu diesem Zeitpunkt sollte man sie
ernten, um daraus Schlehenmus zu bereiten. Schlehen-

mus kann als Brotaufstrich verwendet werden. Von einem Diätkoch wurde dieses Mus als „Frühstücksgewürz" bezeichnet, weil es in der Lage ist, die morgens noch nicht erwachten Verdauungssaftdrüsen zu aktivieren.

Ansonsten passt Schlehenmus auch als Beilage zu Wild, alternativ zum Preiselbeerkompott. Oder in Mischung mit Birnenmarmelade zu Geflügel und Kochfisch.

Eberesche, Vogelbeeren

Die Eberesche, auch Vogelbeerbaum genannt, ist in ganz Europa verbreitet. Man findet sie strauchig oder baumartig ausgebildet in Wäldern oder Parkanlagen, als Straßenbaum oder einzeln stehend. Sie besitzt Fiederblätter und bildet schirmartige Blütenstände aus. Aus den weißen Blüten entwickeln sich die korallenrot gefärbten Beeren.

Die Vogelbeeren sollte man, wie die Schlehen, auch erst nach dem ersten Frost ernten. Sie zeichnen sich durch einen hohen Vitamin-C-Gehalt aus. Als Mus zubereitet, eignen sich Vogelbeeren vorzüglich als Beilage zu Lammgerichten, Wild und Geflügel.

Hagebutten

Hagebutten sind die Früchte der Wildrose, die bei uns an Wegrändern, Waldrändern, in Gebüschen und an sonnigen Heidehängen wächst. Die Stämme und Äste des mehrere Meter hoch werdenden Strauches sind mit derben Stacheln besetzt. Die Blüten sind hellrosarot. Aus der fleischigen Blütenachse entwickeln sich die Scheinfrüchte, die in reifem Zustand leuchtend rot aussehen und im Innern zahlreiche, steinharte Nüsschen enthalten. Das Fruchtfleisch enthält große Mengen an Vitamin C, außerdem die Vitamine A, B, E und K.

Aus dem Fruchtfleisch wird das Hagebuttenmus zubereitet. Es passt als Beilage zu vielerlei Speisen, besonders zu Braten verschiedenster Art, kann aber auch unter Bratensoßen gerührt werden. Es ist Sache des persönlichen Geschmacks, was man mit Hagebuttenmus würzt oder aromatisiert. Omelett, Pfannkuchen oder Obstsalate eignen sich zum Experimentieren. Ganz besonders bewährt haben sich Mischungen von Hagebuttenmus mit Marmeladen oder Gelees, die alleine wenig aromatisch sind, zum Beispiel Birnenmarmelade. Kinder essen Hagenbuttenmus gerne unter Quark gerührt als gesunde Süßspeise.

Sellerie

In erster Linie wird Sellerie sicher als Gemüse betrachtet, aus dem Gemüsegerichte und Salate zubereitet werden. Doch da er in der Küche wohl vorwiegend wegen seines würzigen Geschmacks verwendet wird, ist seine Einstufung als „gesundes Gewürz" durchaus gerechtfertigt. Man unterscheidet Knollensellerie, Stangen- oder Bleichsellerie sowie Blattsellerie.

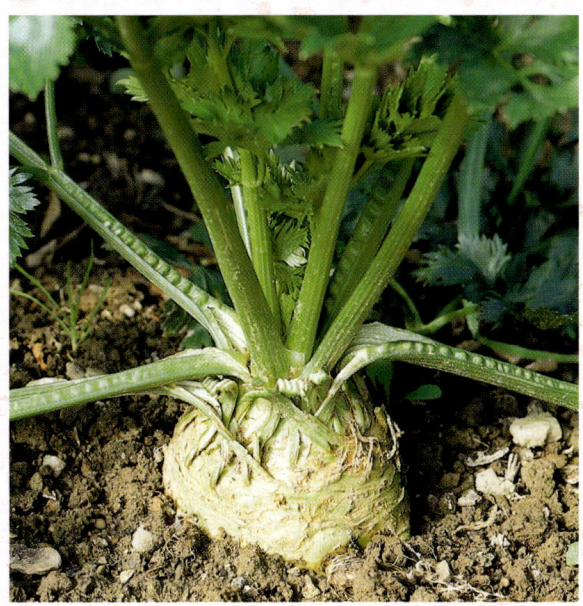

Sellerie

Wo und wie wächst Sellerie?

Knollensellerie wird bereits seit dem Altertum kultiviert. Die Kulturpflanze wurde aus der auch bei uns noch anzutreffenden Wildform der Pflanze, die geschmacklich wenig ansprechend ist, gezüchtet.

Auch Stauden- bzw. Bleichsellerie nutzen wir heute in einer Zuchtform. Die Wildform war ziemlich bitter und grün, die Kulturpflanzen liefern heute entbitterte, hellgrüne bis weiße Selleriestangen.

Eine weitere Zuchtform des Sellerie, der Blattsellerie, liefert würzige Blätter.

Was ist drin in Sellerie?

Welche Wirkungen sind zu erwarten?

In der Volksmedizin gilt Sellerie bis heute als wirksames Aphrodisiakum, obwohl diese Wirkung wissenschaftlich nicht zu belegen ist. Kein Zweifel besteht jedoch daran, dass Sellerie sehr gesund ist. Vor allem der Knollensellerie zeichnet sich durch einen hohen Vitamin- und Mineralstoffgehalt aus: Magnesium, Calcium, Mangan, Eisen, Zink und vor allem Kalium sind in der Knolle drin. Der hohe Anteil an Kalium, daneben aber auch das in Sellerie enthaltene ätherische Öl, sind wohl dafür verantwortlich, dass Sellerie eine wassertreibende (diuretische) Wirkung zeigt.

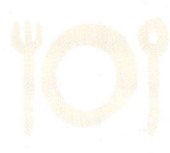

Tipps für die Küche

Sellerie ist fester Bestandteil des Suppengrüns, mit dem Suppen herzhaft gewürzt werden. Sellerieblätter würzen alle Gemüsegerichte. Kocht man bei der Zubereitung einige fein gewürfelte Knollenstücke mit, verstärkt man den Würzgeschmack erheblich. Mit eingelegtem Sellerie würzt und bereichert man Salate.

Selleriestangen kann man mit leckeren Füllungen servieren. Als Füllung eignen sich Quark, mit Paprika, Zwiebeln und Pfeffer gewürzt, oder Gorgonzola, den man mit Sahne geschmeidig gerührt hat. Weiterhin passt Ziegenkäse, mit Zwiebeln und Basilikum angemacht, oder scharf gewürztes Tartar mit Kapern.

Hier noch zwei Rezepte für die Zubereitung von Knollensellerie:

Selleriesalat: Zwei große Sellerieknollen werden gründlich gewaschen und geschält. Dann schneidet man sie in etwa 1/2 cm dicke Scheiben, beträufelt sie mit wenig Zitronensaft. Man gart die Selleriescheiben in Salzwasser im Dampfdrucktopf, was etwa 5 Minuten dauert. Die noch warmen Selleriescheiben werden mit feingehackten Zwiebeln vermischt und mit heißer Salatmarinade übergossen sowie mit etwas Öl versetzt. Dieser Ansatz muss längere Zeit durchziehen.

Kurz vor dem Servieren kann man noch etwas Pfeffer darüber mahlen oder auch mit Basilikum abschmecken.

Die Salatmarinade bereitet man aus 4 Esslöffeln Zitronensaft, 200 ml heißer Fleischbrühe, etwas Salz und Zucker und frisch gerebeltem Majoran.

Gedünstetes Selleriegemüse:
Zutaten: 1 kg Sellerieknollen, 20 Gramm Butter, etwas Zitronensaft, 1 Liter Fleischbrühe, evtl. 20 Gramm Mehl, 4 Esslöffel süßer Rahm.

So wird's gemacht: Die Sellerieknollen werden gründlich gereinigt, geschält und noch einmal gewaschen. Danach wird die Knolle grob gewürfelt und mit Butter angedünstet. Zitronensaft, Salz und Fleischbrühe darunterrühren und bei mäßiger Hitze gar dünsten, was etwa 25 Minuten dauert. Kurz vor Ende der Garzeit kann mit dem Mehl gebunden werden. Dann kurz aufkochen und die Sahne hinzugeben.

Zwiebeln

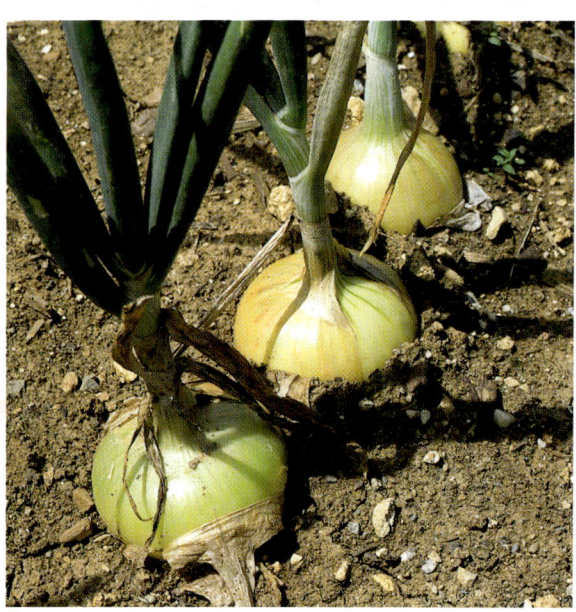

Küchenzwiebeln

Zahlreiche Alltags- und Festgerichte, in denen Zwiebeln oft nur ein Nebengewürz sind, wären nur die Hälfte wert, müsste man auf Zwiebelwürze verzichten. Zwiebeln passen fast überall hin: Ob roh, gedünstet, gebraten – je nach Zubereitung schmecken sie anders. Zwiebeln vermitteln Schärfe, wenn man sie roh verwendet. Sie verleihen den Speisen ein herzhaftes Aroma, wenn man sie glasig gedämpft hinzufügt. Dunkelbraun geröstet schmecken sie herbsüß und angenehm. Zwiebelwürze ist gesund, weil sie den Magen „aufräumt", die Verdauung fördert und den Appetit anregt. Zwiebeln gibt es in unzähligen Zuchtformen, die sich vor allem in Schärfe, Größe, Farbe der Zwiebelhaut voneinander unterscheiden.

Küchenzwiebeln

Unter der Bezeichnung Küchenzwiebeln werden die Sommerzwiebeln und die Winterzwiebeln zusammengefasst. Die Winterzwiebeln, die urspünglich aus dem südlichen Sibirien stammen, sind weniger frostempfindlich und etwas milder im Geschmack. Durch verschiedene Zuchtformen sind die Unterschiede zur Sommerzwiebel jedoch immer weniger erkennbar.

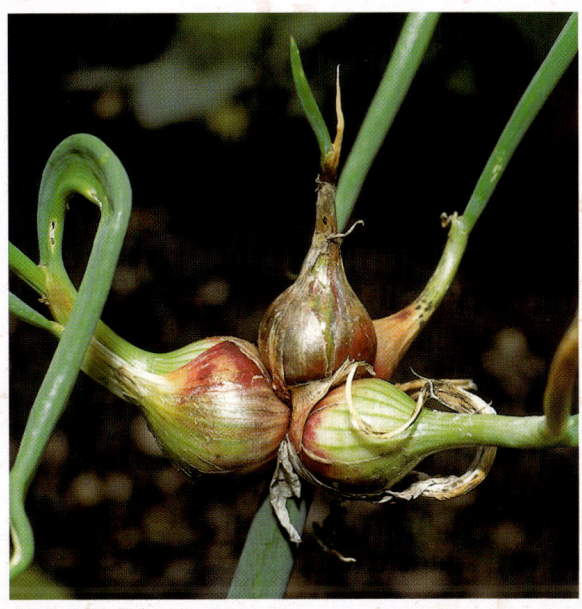

Luft-Zwiebel

Die Heimat der Sommerzwiebel ist Mittelasien. Dort soll man sie schon in vorgeschichtlicher Zeit verwendet haben. Über die Ägypter und Römer gelangte sie zu uns, zur Zeit Karls des Großen fand sie Einlass in Kloster- und Bauerngärten. Heute gibt es überall Zwiebelkulturen. Doch auch im Hausgarten kann man Zwiebeln – durch Steckzwiebeln – ziehen.

Perlzwiebeln

Hier gibt es zwei Arten zu unterscheiden. In Mixed Pickles finden wir hauptsächlich die „Echten Perlzwiebeln", die durch ihren silbrig weißen Glanz auffallen. Sie stammen aus dem Mittelmeergebiet, wo sie in den verschiedensten Sorten kultiviert werden. Eine weitere Art von Perlzwiebeln stammt vom Schlangenlauch, der eng mit der Knoblauchpflanze verwandt ist. Auch der Schlangenlauch wächst im Mittelmeerraum. Er bildet in seinen Blüten etwa erbsengroße Brutzwiebeln aus, die in Salz-Essig eingelegt bei uns als Perlzwiebeln angeboten werden.

Schalotten

Schalotten sind kleiner als Zwiebeln und im Geschmack milder. Im Handel werden deutsche, holländische, dänische und russische Schalotten angeboten. Deutsche Schalotten sind zwar sehr empfindlich, verderben oft bei längerer Lagerung, doch ihr Geschmack ist der zarteste und mildeste von allen Sorten. Russische Schalotten sind ziemlich robust und unempfindlich, sie schmecken herb-bitter-scharf. Aus Schalotten kann man ein wohlschmeckendes Gemüse zubereiten, wenn man sie mit Sahne, Rotwein und Speckwürfelchen dünstet. Am besten schmeckt die Schalotte roh. Dunkel gebraten verliert sie ihren feinen Geschmack.

Tipps für die Küche

Für welche Zwiebel man sich entscheidet, ist Sache des eigenen Geschmacks. Als Faustregel kann gelten: Sommerzwiebeln sind sehr scharf, Winterzwiebeln milder und noch milder sind die Schalotten. Perlzwiebeln haben ihren eigenen Anwendungsbereich. Sie sind so mild, dass man sie auch für Fisch und Fleischsalate verwenden kann. Ganz besonders verfeinern sie Mixed-Pickles, gemischte Salate und Gemüseeintöpfe.

Hier zwei Rezept, die nicht jeder kennt, die aber ohne Zwiebeln unmöglich sind:

Zwiebeln gefüllt mit grüner Soße
Zutaten: 8 größere Zwiebeln (Sommerzwiebeln), 200 Gramm Spinat, 200 Gramm Hackfleisch, 80 Gramm weißen Speck, 1 Ei, 3 Esslöffel Semmelbrösel, etwas Butter, 1 Zitrone und als Gewürze Petersilie, Pfeffer, Muskatnuss, Majoran und Koriander.

So wird's gemacht: Man schält die Zwiebeln, schneidet das obere Drittel ab und höhlt sie leicht aus. Dann werden sie in Salzwasser gargekocht. Die abgeschnittenen Teile und das Innere der Zwiebeln wird fein gehackt, mit Petersilie und der abgeriebenen Zitronenschale in der Butter kurz geschmort und mit dem Hackfleisch, dem gewürfelten Speck, dem Ei, den Bröseln und den Gewürzen sehr gut gemischt. Häufiges Probieren, um die rechte Würzmenge zu finden, ist ratsam. Dieses Gemisch füllt man in die hohlen, jetzt abgetropften Zwiebeln und stellt diese in eine gefettete, feuerfeste Form. In der Zwischenzeit kocht man den Spinat in Salzwasser weich, püriert ihn fein und würzt herzhaft mit Salz und Muskat. Wer es mag, kann eine kleine Mehlschwitze dazu geben. Das Ganze gießt man über die gefüllten Zwiebeln und schmort diese in der Soße gar. Als Beilage passen Petersilienkartoffeln und ein kräftiger Frankenwein, am besten ein trockener Silvaner.

Zwiebelkuchen
Zutaten: 250 Gramm Tiefkühlblätterteig, 100 Gramm gewürfelter Speck, 4 Zwiebeln, 30 Gramm Butter, 4 Eier, 300 Gramm geriebener Käse (Emmentaler oder alter Gouda), 30 ml Sahne, Salz, Peffer, Paprika (mittel-scharf).

Und so wird's gemacht: Eine Kuchenform mit dem Teig auslegen, sodass ein kleiner Rand bleibt. Für die Füllung Speckwürfel und fein gehackte Zwiebeln in Butter dünsten. Eier mit dem Käse verrühren, Sahne zufügen und mit den Gewürzen abschmecken. Dann mit Speck und Zwiebeln mischen und auf den Teig in der Form verteilen. Bei mittlerer Hitze 20 bis 30 Minuten im Ofen backen.

Knoblauch und Bärlauch

Unter den Heilpflanzen steht Knoblauch ganz oben auf der Beliebtheitsskala. Viele Menschen nehmen Knoblauch in Form von Kapseln oder Dragees zur Vorbeugung von Altersbeschwerden, sicher ebenso viele halten ihn in der Küche für unverzichtbar. Auch der Bärlauch, der als wilder Knoblauch bezeichnet wird, hat in den letzten Jahren immer mehr Freunde gewonnen. Er steht dem Knoblauch in der Wirkung um nichts nach und erfreut zugleich durch frischen Geschmack.

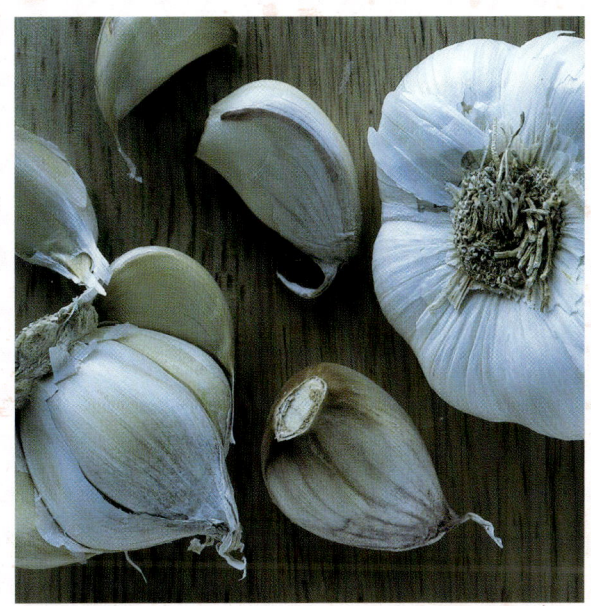

Knoblauch

Wo und wie wachsen Knoblauch und Bärlauch?

Knoblauch und Bärlauch gehören beide in die botanische Familie der Liliengewächse. Die Urheimat des Knoblauchs sind die Steppen Innerasiens. Von dort aus gelangte er über Vorderasien zunächst nach Ägypten, von wo aus er nach Norden und Westen „wanderte". Schon sehr lange wird Knoblauch als Kulturpflanze angebaut, die in verschiedenen Sorten gezogen wird, die aber allesamt weniger scharf sind als die Wildform.

Aus einer Zwiebel treibt im Frühjahr ein beblätterter, aufrechter, runder Blütenschaft, der eine Höhe bis über 1 Meter erreichen kann. Die Blätter sind nach oben zugespitzt, die Blüten sind in einer Dolde angeordnet, langgestielt und rötlichweiß. Neben den Blüten sitzen etwa 20 bis 25 Brutzwiebeln. Die Zwiebel im Boden besteht aus einer Hauptzwiebel und den um diese herum angeordneten, gekrümmten Nebenzwiebeln, die auch Knoblauchzehen genannt werden. Die Ernte erfolgt im Herbst, wenn die Blätter dürr werden. Man flicht Zwiebeln und Kraut zu Büscheln und hängt sie zum Trocknen auf. Dieses Knoblauchzöpfe sind die Großhandelsware.

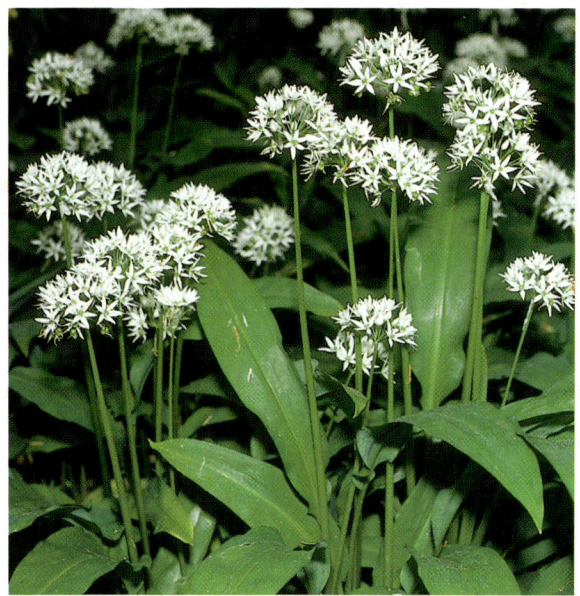

Bärlauch

Der Bärlauch trägt auch Namen wie Hexenzwiebel, Judenzwiebel, Zigeunerlauch oder Waldknoblauch. Die Pflanze liebt humusreiche Waldböden, wächst aber auch an anderen schattigen und feuchten Stellen. Wenn er im Mai blüht, ist sein Anblick eine Augenweide: Seine sternförmigen weißen Blüten, die in einer Scheindolde am Stängelende angeordnet sind, verwandeln den Boden – gemeinsam mit den grünen Blättern – in einen grünweißen Teppich von unbeschreiblicher Schönheit. Die ganze Pflanze duftet nach Knoblauch. Der typische Duft schließt eine Verwechslung mit den ähnlich aussehenden, giftigen Maiglöckchenblättern aus, denn diese sind geruchlos. Für die Küche werden nur die Bärlauchblätter verwendet, und zwar ganz frisch in den Monaten März, April, Mai, wenn man sie sich selber sammelt. Es gibt bisher noch keine Bärlauch-Kulturen.

Was ist drin im Knoblauch?

Welche Wirkungen sind zu erwarten?

Die Inhaltsstoffe des Knoblauchs wurden in den letzten Jahren wissenschaftlich ausgiebig erforscht. Bis heute konnte man allerdings das tatsächlich wirksame Prinzip des Knoblauchs für die zweifellos vorhandenen Wirkungen nicht eindeutig festlegen. Der bekannteste und am besten untersuchte Inhaltsstoff ist das Allicin, das sich durch enzymatische Spaltung aus dem Alliin bildet. In Ölauszügen findet man Stoffe, die man als Dithiine und Ajoen bezeichnet, gleichfalls Umwandlungsprodukte des Alliin. Außerdem enthält Knoblauch Vitamine, hormonartige Stoffe, Enzyme, Cholin und Jod.

Viele Menschen, die regelmäßig Knoblauchpräparate einnehmen, fühlen sich danach wohler, leistungsfähiger und belastbarer. Knoblauch wirkt positiv auf unser Gefäßsystem, hat einen günstigen Einfluss auf den Blutdruck und den Blutfettspiegel und beugt auf diese Weise Alterungsprozessen vor. Auch seine Wirksamkeit bei Magen- und Darmstörungen ist seit Jahrhunderten bekannt. Aus diesem Grund ist Knoblauch auch ein beliebtes Gewürz, das man als rundum gesund bezeichnen kann. Als nachteilig und unangenehm empfinden viele Menschen allerdings den Geruch, der nach dem Verzehr von Knoblauch unvermeidbar auftritt und viele Stunden anhält. Deshalb verwenden viele Hausfrauen und Köche Knoblauch auch eher zurückhaltend. Interessant ist, dass die Menschen sehr verschieden auf Knoblauchwürze reagieren können. Manche vertragen sehr viel, ohne später stark zu „duften", andere wieder nur sehr wenig. Es lohnt sich zu experimentieren, um die eigene Reaktion herauszufinden. Ein Toastbrot leistet hier gute Hilfe. Man reibt es mit wenig Knoblauch ein, streicht etwas Butter darüber oder Käse und Wurst. Dann sollte man die Geruchsentwicklung innerhalb der nächsten 5 Stunden beobachten. Auf dieses Weise kann man die eigene Toleranzgrenze entdecken, die man möglichst nicht überschreiten sollte – es sei denn, man verbringt den nächsten Tag allein.

Auch Bärlauch ist äußerst gesund. Die frischen Blätter sind reich an Vitaminen und Enzymen sowie gesundheitsfördernden Inhaltsstoffen. Es wird behauptet, dass der typische Knoblauchgeruch nach dem Essen von Bärlauch weitaus geringer ist und sogar durch Mundspülen beseitigt werden kann. Ob diese Behauptung zutrifft, muss wohl jeder an sich selbst oder in seiner nächsten Umgebung erschnuppern.

Tipps für die Küche

Knoblauchwürze ist fast ein Muss zu Lamm und Hammel, würzt Salate, Käse, Suppen, Gemüse und Fleischeintöpfe, Soßen, ja auch Fisch- und Nudelgerichte. Auch in der Diätküche ist Knoblauchwürze erlaubt.

Bärlauchblätter passen in Salate, Suppen, Eintöpfe, zu Weichkäse, feingehackt aufs Butterbrot. Jeder Frühlingssalat wird pikanter, wenn er mit Bärlauch gewürzt wird. Nicht zuletzt wegen seines hohen Vitamingehalts schätzten unsere Vorfahren Bärlauchblätter als belebenden Frühlingssalat.

Meerrettich und Rettich

Nach einer alten Volksweisheit ist Meerrettich, in Österreich als Kren bezeichnet, „gut für das Hirn". Die scharfe Wurzel ist ebenso gesund wie der mit ihr verwandte Rettich, der vor allem in Bayern gern zum Bier gegessen wird.

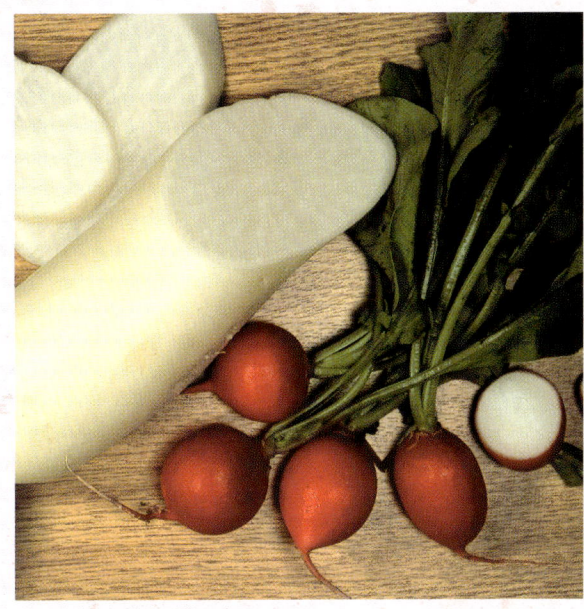

Rettich und Radieschen

Wo und wie wachsen Meerrettich und Rettich?

Die Heimat des Meerrettichs liegt in Südosteuropa und Westasien. Heute wird Meerrettich in vielen Ländern Europas in Großkulturen angebaut. Es kommt häufig vor, dass er aus diesen Kulturen „ausbricht" und verwildert. Dann ist er zwischen Unkraut an Wegen, Grabenrändern, Böschungen, Zäunen und auf Schuttplätzen zu finden. Diese Wildlinge kann man durchaus ernten und in der Küche verwenden.

Die Meerrettichwurzel ist mehrköpfig, walzen- oder röhrenförmig und sehr lang. Sie bildet anfangs große, langgestielte, längliche, gekerbte Blätter aus, aus deren

Mitte der Blühschaft herauswächst. Dieser ist mit ungestielten Blättern besetzt und trägt in einer Rispe angeordnete, weiße Blüten. Daraus entwickeln sich schötchenförmige Früchte. In den Monaten September bis Februar erntet man die Wurzeln. Sie werden ausgegraben und zumeist frisch verwendet. Mit Erdreich bedeckt, kann man sie in dunklen, frostsicheren Kellerräumen lagern. Im Handel ist heute meist die aufgearbeitete Ware in Schraubgläsern zu kaufen.

Den Rettich ernten wir heutzutage in einer Kulturform. Man kultiviert verschiedene Rassen und Arten, die sich in Form und Farbe der Wurzelknollen unterscheiden. Die schwarzen Rettiche sind im Geschmack meist schärfer als die helleren Sorten. Man verwendet Rettich roh und frisch.

Was ist drin in Meerrettich und Rettich?

Welche Wirkungen sind zu erwarten?

Meerrettich und Rettich enthalten Senfölverbindungen, die auch dem Senf seine Schärfe verleihen. Sie wirken verdauungsfördernd und appetitanregend. Außerdem sind die Wurzeln reich an Vitaminen und Mineralstoffen. Im Meerrettich sind zudem antibiotisch wirksame Stoffe enthalten. Rettichsaft wirkt galletreibend und bringt Entzündungen der Gallenwege zum Abklingen. Er wirkt Stein- und Grießbildung in der Galle entgegen und ist geeignet, eine leberschonende Behandlung zu unterstützen. Statistisch ist erwiesen, dass zum Beispiel in Bayern, wo viel Rettich gegessen wird, weit weniger Gallenoperationen nötig sind als in Regionen, wo man weniger Rettich verzehrt.

Tipps für die Küche

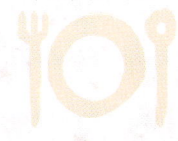

Meerrettich verwendet man frisch gerieben alleine oder mit Äpfeln, Sahne und Zucker „entschärft" zu kaltem Rind- und auch Schweinefleisch. Er passt auch bestens zu fetter Wurst und fettem Käse. In Franken ist gekochtes Rindfleisch mit Meerrettichsoße ein Festessen. In Russland schätzt man gewürfelte Rote Bete mit Sahne und viel Meerrettich angemacht. In Österreich ist Apfelkren besonders beliebt, eine Mischung aus geriebenen Äpfeln und Meerrettich, die gesalzen, gepfeffert und gezuckert werden kann. Durch das Mengenverhältnis Kren zu Apfel kann man die Schärfe gut regulieren. Auch der sogenannte Obers-Kren (=Sahnemeerrettich) ist in Österreich, aber auch anderswo, sehr beliebt. Man isst ihn zu Lachs oder geräucherter Forelle. Feinschmecker behaupten, man dürfe Meerrettich nicht kochen, weil er dabei sein ganzes Feuer verlieren würde.

Frischer Meerrettich passt auch zu gekochten Eiern, Eierspeisen, warmen Würstchen und zu Salaten. In allen Fällen sollte man mit Meerrettich sparsam umgehen.

Rettiche werden frisch aufgeschnitten und gesalzen zu Butterbrot oder Salzbrezeln verzehrt. Gekocht kennt man Rettich nur in Ostasien. Dort werden milde Rettiche als Gemüse zubereitet und gegessen.

Woher stammt der Name?

Niemand weiß so genau, woher der Meerrettich seinen Namen hat. Manche meinen, der Name sei darauf zurückzuführen, dass Meerrettich wild am Meer wachse. Andere wiederum führen den Wortteil „Meer" auf „Mähre" zurück und meinen, man könne genauso von Pferderettich sprechen. Die englische Bezeichung „horseradish" unterstützt diese Worterklärung. Man kennt Meerrettich auch unter den Volksnamen Kren, Bauernsenf, Fleischkraut, Waldrettich und Pfefferwurzel.

Pilze

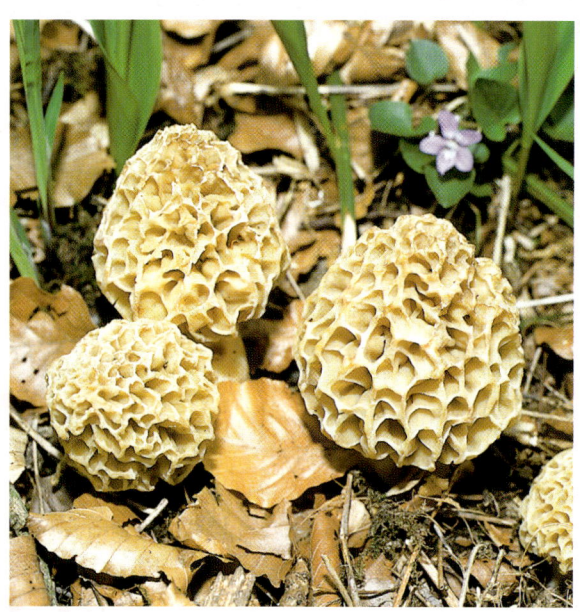

Pilze zeichnen sich durch ihre feinen Aromastoffe aus, die alle Feinschmecker immer wieder begeistern und Pilze zu begehrten Würzmitteln machen. Außerdem liefern Pilze eine Menge wertvoller Mineralstoffe. Deshalb sind sie begehrte Beilagen zu vielen Gerichten.

Morchel

Was ist drin in Pilzen?

Pilze enthalten viel Eiweiß und wenig Kohlenhydrate. Die Behauptung, Pilzeiweiß sei schwer verdaulich, kann heute nicht mehr aufrechterhalten werden. Viele Pilze sind sogar leicht verdaulich und eignen sich für die Diätküche. Auch Diabetiker dürfen Pilze essen. Es gibt jedoch Menschen, die keine Pilze vertragen – solche individuellen Unverträglichkeiten müssen berücksichtigt werden.

Leider enthalten wildwachsende Pilze in der heutigen Zeit übermäßig viel Quecksilber und Cadmium, und auch ihre Strahlenbelastung darf nicht vernachlässigt werden. Wenn man Pilze jedoch nur in kleinen Mengen und als Würze verwendet, kann man die Gefahr, die von diesen Umweltschadstoffen ausgeht, eher vernachlässigen. Am besten ist es, vor dem Verzehr der Pilze die Lamellen oder Röhren zu entfernen, denn an diesen Stellen werden Schwermetalle bevorzugt eingelagert. Wer die Strahlenbelastung durch radioaktives Caesium fürchtet, sollte vor allem Schleierpilze und Maronenröhrlinge meiden, denn diese reichern bevorzugt die radioaktiven Spaltprodukte an.

Der Küchenschwindling – Würzpilz „für Anfänger"
Für Anfänger in Sachen Pilzwürze ist der Musseron = Küchenschwindling zu empfehlen. Dieser Pilz duftet stark nach Knoblauch, besonders wenn man ihn zwischen den Fingern zerreibt. Er wächst oft massenhaft in Nadelwäldern und ist unverwechselbar, wenn man gleichzeitig auf sein Aussehen und seinen Duft achtet. Ganz besonders vorteilhaft lassen sich Lamm- und Hammelfleisch damit würzen.

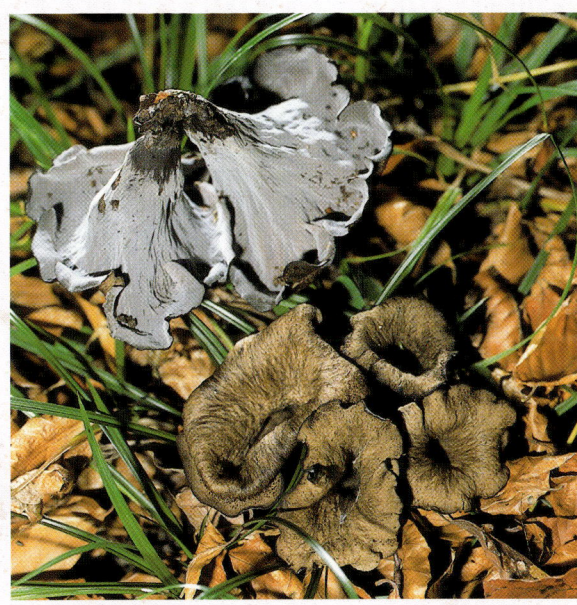

Und so sieht der Pilz aus:
Er ist mittelgroß und trägt auf einem dünnen, hohlen und zähen Stiel einen 1 bis 3 cm breiten Hut von anfangs bräunlichem, später lehmfarbenem Aussehen. In jungem Zustand ist der Hut halbkugel-

Herbsttrompete

förmig, später mehr oder weniger flach ausgebreitet. Die Lamellen sind weißlich, der Stiel unten braunschwarz, oben heller gefärbt und feinfilzig.

Tipps für die Küche

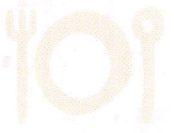

Grundsätzlich eignen sich alle Speisepilze zum Würzen oder als würzende Beilage zu den verschiedensten Gerichten. Jede Soße für Wildgerichte wird feiner, wenn ihr genügend Mischpilze beigegeben werden.

Gut zum Würzen eignet sich auch **Pilzpulver aus getrockneten Speisepilzen**. Doch nicht jeder Pilz eignet sich zum Trocknen. Pilze, die schon in jungem Zustand schwammig und weich sind oder solche mit schleimiger Haut scheiden von vornherein aus. Pilze, die man trocknen will, müssen jung sein und dürfen nur an sonnigen Tagen gesammelt werden. Erntet man bei Nebel oder gar Regen, enthalten die Pilze soviel Feuchtigkeit, dass der Trocknungsprozess sehr verzögert wird und wertvolle Aromastoffe verloren gehen.
Eine gute und vielseitig verwendbare Mischung lässt sich herstellen aus Steinpilzen, Rotkappen und Pfifferlingen zu gleichen Teilen, ergänzt durch wenige Exemplare Stockschwämmchen oder Habichtspilze.

Und so wird's gemacht: Zuerst die Pilze gründlich reinigen, ohne sie zu waschen. Gleich danach die Pilze in dünne Scheiben schneiden, die man auf weitmaschige Darren legt oder auf Schnüre fädelt. Das Trocknen kann an der Luft geschehen. Besser ist es, im Backofen bei geöffneter Tür bei einer Temperatur von 60 Grad Celsius zu trocknen. Gegen Ende der Trockenzeit kann die Temperatur kurzfristig auf 80 Grad Celsius erhöht werden. Der Trockenvorgang ist beendet, wenn sich die Pilzscheiben brechen lassen. Dann bewahrt man sie in sehr gut schließenden Gefäßen auf. Verreibt man sie zu grobem Pulver, müssen sie ebenfalls vor Feuchtigkeit geschützt aufbewahrt werden.

Einen **Pilzwürzextrakt** kann man sich so zubereiten: Nur junge und gesunde Speisepilze sammeln und sofort putzen. Die Pilze sehr fein zerschneiden und lagenweise in einem Glas- oder Steingutgefäß mit Salz überschichten. Etwa 4 Tage stehen lassen, dann den ganzen Saft abgießen. Den Pilzrückstand gut auspressen und den Saft mit der vorher abgegossenen Flüssigkeit vermischen. Auf ganz kleiner Flamme bis zur Sirupdicke eindampfen, dabei ständig umrühren. Diesen Extrakt kann man in gut schließenden Gefäßen aufbewahren, um ihn bei Bedarf zu verwenden.

Sowohl das Würzpilzpulver als auch der Würzpilzextrakt würzen vorteilhaft alle dunklen Soßen und Braten. Würzpulver schmeckt zumeist aromatisch-bitter, der Würzextrakt aromatisch, salzig-bitter.

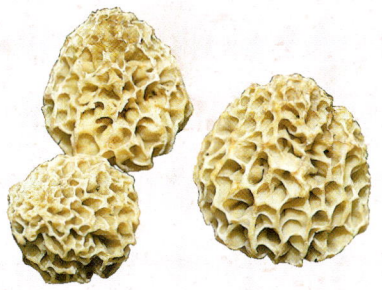

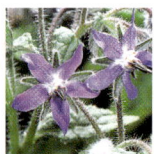

Gewürz-Register

Anis 150
Asant 35
Bärlauch 173
Basilikum 100
Beifuß 92, 145
Bohnenkraut 104
Borretsch 127
Cayennepfeffer 62
Curry 70
Chillies 62
Dill 139
Dost 119
Eberesche 163
Estragon 123
Fenchel 147
Gewürznelken 18
Hagebutten 164
Holunderbeeren 161
Ingwer 39
Kapern 47
Kardamom 24
Kerbel 135
Koriander 43
Kresse 111
Kümmel 153
Knoblauch 177
Knoblauchsrauke 144
Korinthen 55
Küchenzwiebeln 169
Liebstöckel 131
Linde 146
Lorbeerblätter 78
Majoran 119
Meerrettich 180
Melisse 82
Muskatblüte 6
Muskatnuss 6
Oregano 119

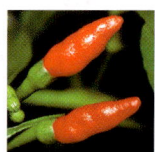

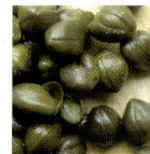

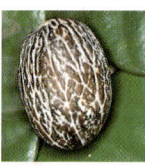

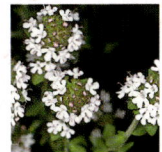
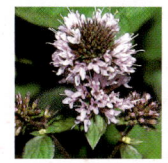

Paprika 58
Peperoni 62
Perlzwiebeln 169
Petersilie 108
Pfeffer 32
Pfefferminze 85
Pilze 180
Piment 21
Portulak 96
Preiselbeeren 161
Quendel 88
Radieschen 180
Rettich 180
Rosinen 55
Rosmarin 74
Safran 14
Salbei 115
Schafgarbe 144
Schalotten 170
Scharbockskraut 143
Schlehen 162
Sellerie 165
Senf 66
Sultaninen 55
Thymian 88
Vanilleschoten 10
Vogelbeeren 163
Wacholderbeeren 156
Wermut 92
Weinraute 96
Wiesenschaumkraut 145
Wildfrüchte 160
Würzkräuter aus der freien Natur 143
Ysop 96
Zibeben 55
Zimtrinde 28
Zitrusfrüchte 51
Zwiebel 168

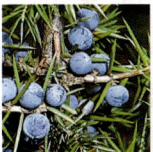
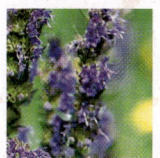

Einige Gewürze
und ihre Wirkungen

Pfeffer regt den Speichelfluss an, steigert die
Magensaftbildung und die Darmbewegungen,
wodurch der Speisebrei gut durchgemischt
und weitergeleitet wird. Die mitunter verbreitete Meinung, Pfeffer sei nierenschädlich, ist
eindeutig widerlegt.

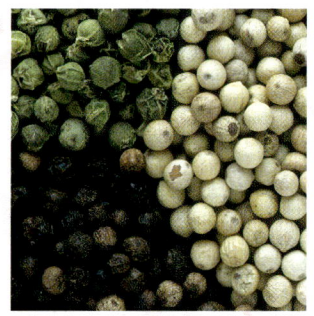

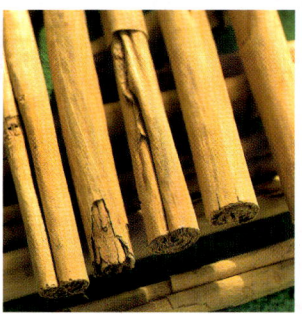

Zimt wirkt insgesamt gesundheitsfördernd.
Bereits Hippokrates verordnete seinen
Patienten Zimt als Magenmittel.

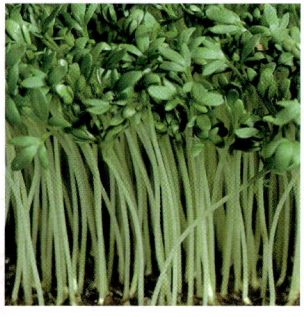

Kresse enthält viele Vitamine und Mineralstoffe. Wer sich seine Kresse regelmäßig selber
zieht, hat zu allen Jahreszeiten einen guten
Vitamin- und Mineralstoffspender.

Thymian und Quendel wirken verdauungsfördernd und blähungstreibend, aber auch
hustenlösend. Bei Erkältung werden Thymian
und Quendel auch als Bad oder Tee angewandt.

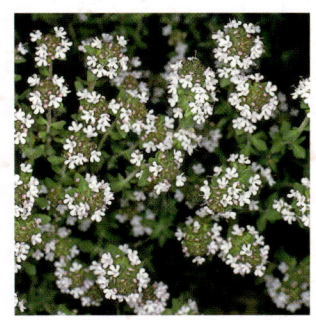

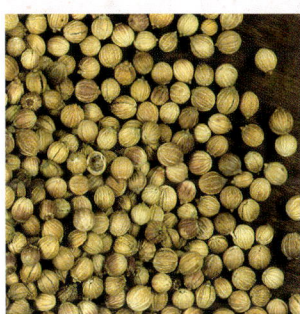

Koriander wirkt verdauungsfördernd,
krampflösend und keimtötend. In Verbindung
mit Kümmel, Anis und Fenchel wird er als
Magentee verwendet.

Salbeiblätter enthalten ätherische Öle, Gerbstoffe und Bitterstoffe. Diese wirken – äußerlich angewandt als Spülung – gegen Entzündungen im Mund- und Rachenraum.
Das Trinken von Salbeitee hilft außerdem
gegen leichte Magen-Darm-Beschwerden
sowie gegen vermehrte Schweißabsonderung.

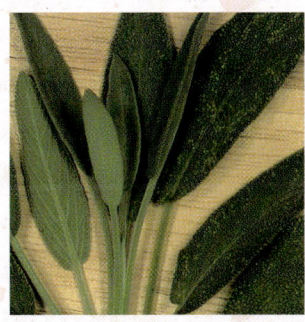

Gewürznelken wirken keimtötend, örtlich betäubend und leicht krampflösend. Früher kaute man Nelken gegen üblen Mundgeruch und bei Zahnschmerzen, auch heute wird Nelkenöl noch für die Mundhygiene verwendet. Die Volksheilkunde schreibt der Gewürznelke außerdem blähungstreibende und appetitanregende Wirkungen zu.

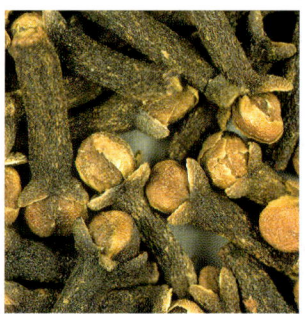

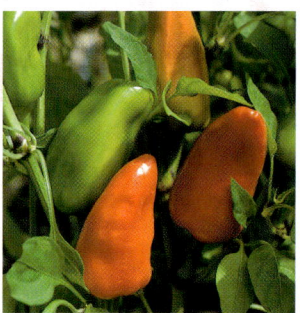

Paprika ist gesund! Als Gemüse enthält Paprika viel Vitamin C, Carotinoide und Vitamin E, Kalium und Eisen.

Pfefferminztee hilft, wenn es im Bauch „rumort", wenn man Magenbeschwerden hat oder der Appetit gestört ist. Denn das in der Pfefferminze enthaltene ätherische Öl, das hauptsächlich Menthol enthält, wirkt wohltuend bei Magen-, Darm-, Leber und Gallebeschwerden. Auch wer nach den Mahlzeiten unter Blähungen leidet, sollte Minze als Gewürz verwenden.

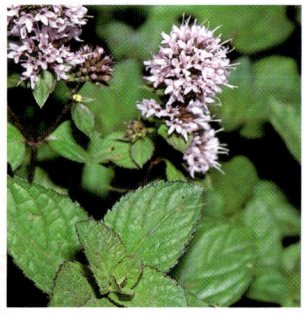

Kapern wurden bereits im alten Griechenland als magenstärkende, die Verdauung
fördernde Arznei eingesetzt.

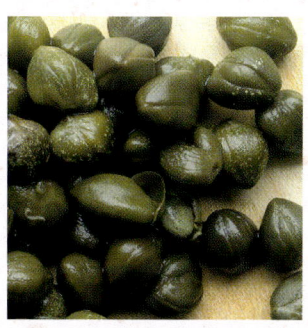

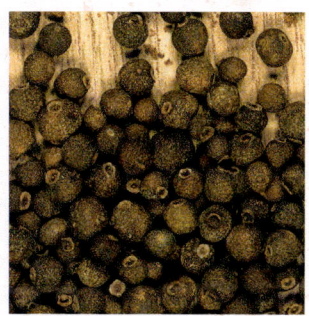

Pimentkörner enthalten ätherische Öle, die
den Speichelfluss anregen und verdauungsfördernd wirken.

Vanille ist allein schon deshalb gesund,
weil der Geruch und Geschmack im ganzen
Körper ein Wohlgefühl entstehen lässt.

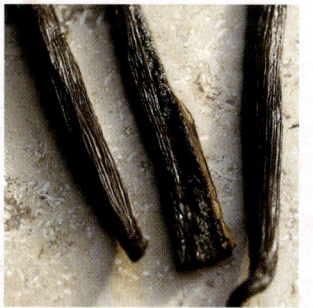

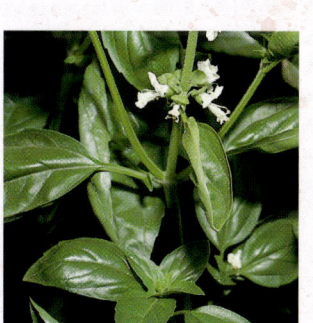

Basilikum verbessert den Appetit und den
Gallefluss, fördert die Verdauung, hilft gegen
Blähungen und Völlegefühl.

Muskat regt die Verdauungsdrüsen und den Gallefluss an. Die der Muskatwürze nachgesagte Wirkung als Aphrodisiakum dürfte dagegen eher zweifelhaft sein.

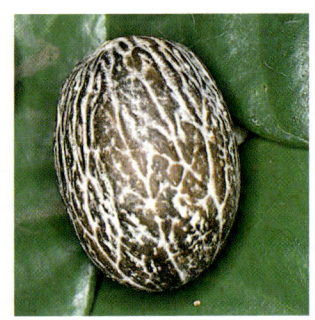

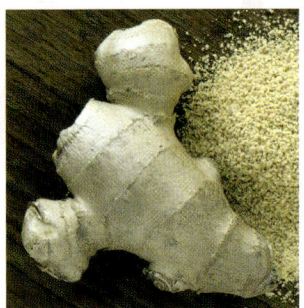

Ingwer ist ausgesprochen gesund und kann allen empfohlen werden, die sich über Verdauungsschwäche, Appetitlosigkeit, nervöse Magenbeschwerden, Verstopfung und Blähungen beklagen.

Rosmarin ist in Deutschland eine amtlich anerkannte Heilpflanze. Einsatzgebiete sind Magen-Darm-Beschwerden wie Völlegefühl, Blähungen und sogar leichte krampfartige Magen-, Darm- und Gallestörungen, außerdem aktiviert das ätherische Öl im Rosmarin den Kreislauf. Äußerlich angewendet steigert Rosmarin die Durchblutung.

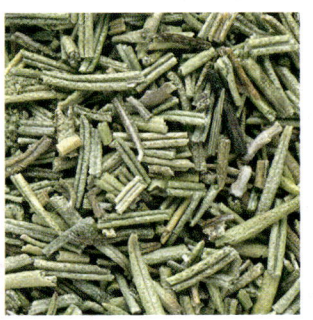

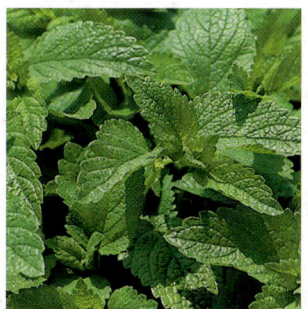

Melisse enthält viel ätherisches Öl, das auch für die Heilwirkung der Pflanze verantwortlich ist. Melissentee wirkt gegen nervöse Magen- und Darmbeschwerden, hat krampflösende und gallebildende, also verdauungsfördernde, Eigenschaften.

Senfkörner wirken verdauungsfördernd und beleben den Kreislauf. Weiße Senfkörner, ganz oder zerkaut eingenommen, unterstützen die Funktion der Verdauungsorgane, machen fette Speisen bekömmlicher und regen den Stuhlgang an. Wer unter Appetitlosigkeit leidet, sollte etwa eine halbe Stunde vor den Mahlzeiten einen Teelöffel voll weiße Senfkörner einnehmen oder einen Teelöffel mittelscharfen oder milden Speisesenf.

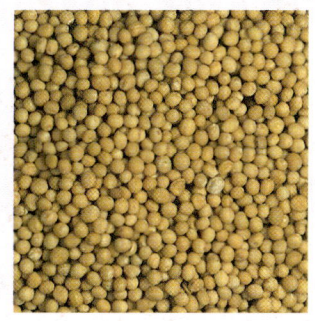

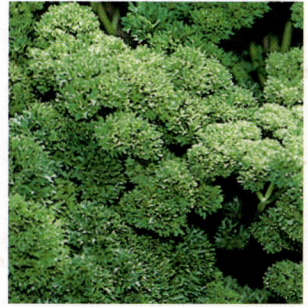

Petersilie fördert die Verdauung und verhindert Blähungen. Außerdem enthält Petersilie reichlich Vitamine und Mineralstoffe. Die Gewürzpflanze wird vor allem von Galle- und Leberpatienten als sehr angenehm empfunden.

Die Deutsche Bibliothek –
CIP–Einheitsaufnahme
Pahlow, Mannfried:
Gesunde Gewürze: Tipps, Rezepte
und Informationen / Mannfried
Pahlow. - Stuttgart; Leipzig:
Hirzel, 2000
 (Erlebnis Gesundheit)
 ISBN 3-7776-0985-4

Hinweise

Das vorliegende Buch ist sorgfältig
erarbeitet worden. Dennoch erfolgen
alle Angaben ohne Gewähr. Weder
Autor noch Verlag können für even-
tuelle Nachteile oder Schäden, die
aus den im Buch gemachten prakti-
schen Hinweisen resultieren, eine
Haftung übernehmen.

Ein Markenzeichen kann Waren-
rechtlich geschützt sein, auch wenn
ein Hinweis auf etwa bestehende
Schutzrechte fehlt.

Impressum
© 2000 S. Hirzel Verlag
Birkenwaldstraße 44
70191 Stuttgart
Printed in Germany

Redaktion:
Reinhild Berger
Gestaltung:
Nils Hoffmann
Visuelle Kommunikation,
Mögglingen
Repro: Pelikan Repro,
Schwäbisch Gmünd
Druck: Kohlhammer Druckerei,
Stuttgart

Bildnachweis
Titelfoto: Stockfood Bildagentur

Bildagentur Laux:
Seiten: 6, 14, 28, 32, 47, 51, 58, 62,
78, 82, 85, 88, 92, 93, 96, 97, 99,
100, 104, 108, 111, 127, 131, 135,
139, 143, 147, 156, 160, 165, 168,
169, 174, 180, 181, 183

Armand Lembert:
Seiten: 18, 21, 24, 35, 39, 43, 55,
66, 74, 115, 119, 123, 150, 153,
173, 177

Nils Hoffmann:
Seiten: 4/5, 9, 10, 52, 53, 64, 65, 70

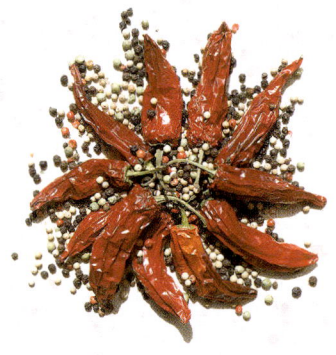